DU

TRAITEMENT DU PÉDICULE

APRÈS L'HYSTÉRECTOMIE

PAR LA VOIE ABDOMINALE

PAR

Wilfrid AMIOT

Docteur en médecine de la Faculté de Paris,
Ancien externe des hôpitaux de Paris.

PARIS

ADRIEN DELAHAYE et EMILE LECROSNIER, EDITEURS

Place de l'Ecole-de-Médecine.

1884

DU
TRAITEMENT DU PÉDICULE

APRÈS L'HYSTÉRECTOMIE

PAR LA VOIE ABDOMINALE

DU

TRAITEMENT DU PÉDICULE

APRÈS L'HYSTÉRECTOMIE

PAR LA VOIE ABDOMINALE

PAR

Wilfrid AMIOT

Docteur en médecine de la Faculté de Paris,
Ancien externe des hôpitaux de Paris.

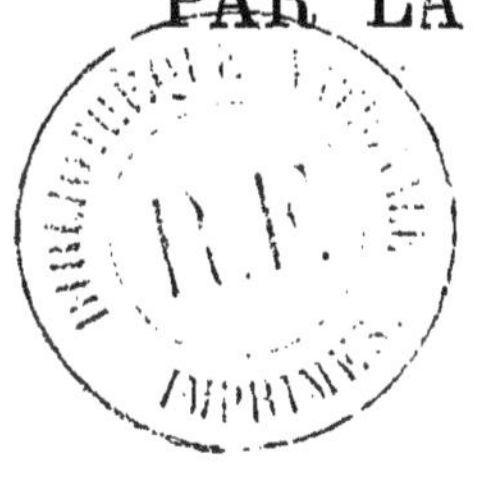

PARIS

ADRIEN DELAHAYE et EMILE LECROSNIER, EDITEURS

Place de l'Ecole-de-Médecine.

1884

DU
TRAITEMENT DU PÉDICULE

APRÈS L'HYSTÉRECTOMIE

PAR LA VOIE ABDOMINALE

AVANT-PROPOS.

Aujourd'hui, la technique de l'ovariotomie est parfaitement fixée. Après une période d'hésitations au sujet du traitement du pédicule, tous les chirurgiens sont maintenant d'accord pour le réduire dans la cavité abdominale, sauf indications spéciales.

Il n'en est pas de même pour l'hystérectomie. Cette opération en est encore à la phase, qu'a jadis traversée son aînée, l'ovariotomie, des incertitudes et des tentatives diverses. L'attention des chirurgiens de tous pays est actuellement tournée de ce côté. Il nous a semblé qu'il serait utile d'examiner l'état actuel de la question et surtout du point en

litige : le traitement du pédicule dans l'hystérectomie par la voie abdominale.

Si une méthode, si un procédé étaient sûrement
préférables, tout le monde l'accepterait bien vite ;
et, comme pour l'ovariotomie, le débat serait clos.
Nous ne désirons qu'établir l'état de la question,
rapporter ce qui a été dit ou fait, surtout depuis les
derniers travaux d'ensemble parus sur ce sujet;
sans discuter la légitimité de cette opération, ni sa
valeur, ni son opportunité, et, surtout, sans pré-
tendre juger entre les diverses opinions de chirurgiens aussi distingués que ceux qui se sont occupés
du traitement du pédicule.

Voulant circonscrire notre sujet sur ce seul point,
nous laisserons de côté :

1° Tout ce qui a rapport à l'hystérectomie par la
voie vaginale.

2° Dans l'hystérectomie par la voie abdominale,
les ablations complètes de l'utérus, gravide ou non,
c'est-à-dire les opérations selon la méthode de
Freund ; car il n'y a plus de pédicule utérin, et,
par conséquent, pas lieu d'en discuter le traitement.

3° Les hystérectomies par voie abdominale, com-
plémentaires de l'opération césarienne (opération
de Porro).

Réduit à ces proportions, notre travail a pour but
de jeter un regard en arrière, d'examiner les deux
méthodes (maintien du pédicule au dehors, ou réduction dans la cavité abdominale), les divers pro-

cédés qui peuvent permettre l'emploi de l'une ou de l'autre de ces méthodes ; d'étudier leurs indications et leurs contre-indications, les résultats qu'on en a retirés. Enfin, dans une dernière partie, nous donnerons les résumés très succincts d'un certain nombre d'observations d'hystérectomie que nous avons pu recueillir dans la science, observations, soit non citées, soit postérieures aux divers travaux parus sur ce sujet, et dont nous ne transcrirons que les points relatifs au traitement du pédicule.

Je suis heureux d'avoir ici l'occasion d'exprimer à M. le Dr Kirmisson toute ma gratitude, pour les leçons et les conseils qu'il n'a cessé de me donner depuis mes débuts dans les études médicales. Qu'il veuille bien recevoir l'hommage de ce travail dont il a été l'inspirateur.

Je dois également remercier M. le Dr G. Maunoury dont l'obligeance et les avis ont grandement facilité ma tâche. Je ne puis oublier M. le Dr Salmon ; son affectueuse sollicitude ne s'est jamais démentie à mon égard.

Je les prie d'agréer mes sentiments de vive reconnaissance.

Je dois pareil tribut de reconnaissance à M. le Dr J. Guyot; qu'il veuille bien être assuré de mon profond dévouement.

Enfin, que M. le professeur Guyon reçoive mes respectueux remerciements pour avoir daigné accepter la présidence de cette thèse.

CHAPITRE PREMIER.

HISTORIQUE.

D'après Kasprzik, l'hystérectomie remonterait à Aetius et à Paul d'Egine (1); M. Ceccherelli la trouve indiquée dans les *Actes des Erudits* et dans l'ouvrage de Bartholini (2). N'ayant point à faire l'historique de cette opération, nous ne remonterons pas si loin dans le passé, et nous nous en tiendrons à ce qui est relatif au traitement du pédicule. Pendant un certain nombre d'années, les chirurgiens n'opérèrent les tumeurs de l'utérus qu'à la suite d'erreurs de diagnostic, croyant à des tumeurs de l'ovaire. Alors la notion même du pédicule et, par suite, de son traitement n'existaient pas encore. M. Ch. Clay (3) en août, M. Heath en novembre 1843 (4), enlevant les premiers l'utérus, liaient la masse restante et refermaient le ventre. Leurs opérées succombaient. Burnham, qui eut le premier succès opératoire en juin 1853, avait séparé l'utérus au-dessus des insertions vaginales, et appliqué deux ligatures

(1) Ueber die Totalextirpation des Uterus (Wien. mediz. Wochens., 1880, p. 1281).
(2) Sperimentale. Andrea Ceccherelli, 1881, t. XLVIII, p. 178.
(3) Med. Times, 1844, r.º 164, p. 18.
(4) Med. Gaz., 8 déc. 1843.

sur les artères utérines. Son opérée était guérie au bout de trente-cinq jours (1). En 1856, Herff extirpait une tumeur fibro-cystique de l'utérus et laissait lés fils de la ligature du pédicule dans l'angle inférieur de la plaie ; son opérée guérit (2).

Il semble qu'alors les opérateurs enlevaient la tumeur et traitaient son point d'insertion sans idées particulières, comme ils eussent traité l'insertion de toute autre tumeur, quelles que fussent sa nature et sa situation anatomique.

Hegar et Kaltenbach, dans leur *Gynécologie opératoire*, attribuent à Spencer Wells l'idée de faire un pédicule et de tenter son traitement par la méthode extra-péritonéale (3). Après l'ablation, avec l'écraseur, d'une tumeur implantée par une large base sur l'utérus, une hémorrhagie très forte étant survenue, Sp. Wells traversa le corps de l'utérus avec deux fortes aiguilles, l'entoura de huit tours avec une ligature et fixa le pédicule, ainsi formé et traité, dans l'angle inférieur de la plaie abdominale. Nous ferons remarquer que, d'autre part, Hégar a attribué à Gilmann Kimball, de Boston, la première opération d'hystérectomie faite de propos délibéré en 1863, et que, dans ce cas, Kimball fixa le pédicule entre les bords de la plaie abdominale et le cautérisa au fer rouge. De plus, Kœberlé, le 19 décembre 1863, faisait sa première hystérectomie, avec diagnostic

(1) Nelson's Lancet, 1854.
(2) New-York Journal, 1856.
(3) Operative Gynäkologie, t. II, p. 434.

prélable, et traitait le pédicule en le serrant avec son serre-nœud et le fixant à l'extérieur. Bientôt M. Péan réglait l'opération, en établissait nettement le manuel opératoire.

Pendant un certain nombre d'années, le pédicule fut constamment traité par la méthode extra-péritonéale. Kœberlé, Péan, Spencer Wells, Keith, Billroth, Howitz, Kasprzik, serraient le moignon avec des clamps ou des serre-nœuds, ou des pinces, l'amenaient au dehors et le transfixaient avec des broches spéciales pour empêcher sa réduction.

Mais devant les succès obtenus dans l'ovariotomie en réduisant le pédicule, devant les expériences montrant la tolérance du péritoine et sa puissance de résorption, les chirurgiens tentèrent d'appliquer au pédicule utérin ce qui réussissait si bien pour le pédicule ovarien et d'en faire la réduction.

Dès 1874, Kaltenbach avait proposé le traitement intra-péritonéal dans le cas de pédicule mince. Il suturait exactement les parois antérieure et postérieure de la plaie, fermant ainsi l'utérus et les ligaments larges. Hegar pratiqua aussi cette réunion. avec succès, dans un cas ; dans un deuxième il survint de la septicémie, et dans un troisième (excision partielle d'une corne de l'utérus), il ne réussit pas à conjurer l'hémorrhagie par les sutures ; chaque point de suture saignait si fort qu'il dut faire l'amputation supra-vaginale (1). En 1878,

(1) Operat. Gynäk., p. 439.

Sp. Wells exposait sa nouvelle pratique de réduction, qui, au début, lui réussit moins que l'ancienne. Schröder bientôt proposait et appliquait une nouvelle méthode de réduction du pédicule utérin, réuni par des sutures en étage. Czerny, au Congrès de Bade, en 1879, appuyait le traitement intra-péritonéal. Olshausen, dans son Mémoire publié en 1881, était également partisan de la réduction ; mais, tandis que Schröder, avant de réduire, enlevait le lien élastique qui avait assuré l'hémostase, Olshausen réduisait le pédicule utérin entouré de son tube élastique.

Depuis 1877, d'ailleurs, Kleeberg, d'Odessa, avait montré la possibilité de se servir de liens de caoutchouc pour assurer l'hémostase, et l'innocuité de ces ligatures, quand elles étaient entraînées dans la cavité péritonéale (1). Czerny, en 1879, avait également employé la ligature élastique avec succès (2). Hegar et Kaltenbach, dans leur *Gynécologie opératoire*, décrivent minutieusement leur manière de faire pour serrer le lien élastique autour du pédicule et placer ce dernier entre les lèvres de la plaie abdominale.

Czerny (Congrès de Bade 1879), Antal (Congrès de Buda-Pesth, 1880), Kovacs, G. Léopold (3), Georges Fischer, Billroth, Olshausen, Weinlechner es-

<hr>

(1) St-Petersb. medizin. Wochens., 1877, n° 12 st 1879, n° 41.
(2) Centralblatt f. Gynäkologie, 1879, p. 519.
(3) Archiv. f. Gynäk., Band XX, Heft 1.

sayèrent successivement l'emploi de la méthode de Schröder

En Angleterre, Spencer Wells (1), aux Etats-Unis, Gaillard Thomas, de New-York (2).

A Strasbourg, Eugène et Jules Bœckel tentèrent et recommandèrent l'emploi de la méthode intra-péritonéale.

Plusieurs chirurgiens, voulant réunir les avantages des deux méthodes, en créèrent une mixte : réduction du pédicule avec drainage par une ouverture ménagée dans la plaie abdominale réunie. Schwarz, Moore, de Rochester, fermaient le péritoine complètement, laissant au fond d'une sorte d'entonnoir le pédicule réduit et plaçant un drain sur ce pédicule.

Enfin le 8 mai 1882, Freund créait et appliquait le procédé rapporté par L. Homburger (3). Freund isolait le moignon de la cavité péritonéale tout en le laissant réduit dans sa position première, au moyen d'un condom en caoutchouc, soutenu par un tube de verre, appliqué sur le moignon et formant appareil de drainage.

En 1883, M. Pozzi présentait à la Société de Chirurgie (4) un lien élastique en caoutchouc noir et un ligateur élastique, tous deux de son invention, ce dernier permettant d'obtenir d'emblée la con-

(1) Traité des tumeurs, p. 464.
(2) Americ. Journ. of Obstetrics, 1882, p. 948.
(3) Zur Technik der Versorgung der Stiels, etc. (Centralblatt f. Gynäk., 1882, p. 481).
(4) Séance du 28 novembre 1883.

striction et la fixation du lien sur le pédicule.

En résumé, le traitement du pédicule a traversé les phases suivantes : au début, la notion du pédicule n'existait pas, et le poiht d'insertion de la tumeur était traité au hasard. Pendant une deuxième période, le traitement par la méthode extra-péritonéale fut d'un emploi général. Pendant une troisième période, des tentatives de réduction du pédicule à l'intérieur de la cavité péritonéale se produisent, la méthode mixte avec drainage est inventée. Nous sommes encore à cette période d'hésitation, et les avis sont partagés sur la valeur de chacune de ces méthodes.

CHAPITRE II.

DU PÉDICULE APRÈS L'HYSTÉRECTOMIE.

Une hystérectomie a été décidée. L'opération est presque faite ; la tumeur, quelle qu'elle soit, a été isolée. On a sectionné son point d'attache. Reste un pédicule. Alors, une question se pose, et tout chirurgien doit la résoudre à ce moment de l'opération. Que faire de ce pédicule ? Faut-il le réduire dans la cavité abdominale ? Faut-il employer la méthode extra-péritonéale ? Et, si une méthode est choisie, à quel procédé faut-il avoir recours ? Examinons d'abord le sujet en question : le pédicule. Plusieurs cas peuvent se présenter :

1° La tumeur est absolument extra-utérine, sous-péritonéale ; elle s'est pédiculisée et ne tient plus à l'utérus que par un pédicule assez étroit pour qu'on puisse le sectionner sans presque entamer l'organe. Ce n'est plus une hystérectomie, mais une myomectomie, ainsi que l'a dit M. Schwartz (1). L'opération est beaucoup plus simple, beaucoup moins dangereuse et nous n'avons presque pas à nous en occuper.

2° La tumeur est intra-pariétale. C'est une véritable énucléation ; l'utérus a une partie de sa paroi détruite et offre une plaie béante, mais sa cavité n'est pas ouverte. C'est une hystérotomie (2).

3° La tumeur est confondue avec l'utérus. La section porte sur le corps de l'organe, et le pédicule est formé par une partie du corps de l'utérus. C'est une hystérectomie partielle.

4° Il est nécessaire d'enlever l'utérus en entier. La section porte sur le col, et le pédicule est formé par la portion supra-vaginale du col. C'est une hystérectomie supra-vaginale.

Dans le premier cas, le pédicule sera le plus souvent peu volumineux, facile à étreindre avec un appareil constricteur. Dans le deuxième cas, il n'y a plus de pédicule, à proprement parler. C'est une

______

(1) Revue de chirurgie. février 1883, p. 125.

(2) La différence entre les termes *hystérotomie* et *hystérectomie* a été nettement établie par M. Tillaux dans sa communication à l'Académie de médecine, le 14 octobre 1879. Il proposa les termes : *hystérotomie* quand le tissu utérin est seulement sectionné, et *hystérectomie* quand tout ou une partie de l'organe a été enlevé.

plaie faite à l'utérus. Nous nous occuperons surtout des deux derniers cas.

Ainsi que l'a fait remarquer M. Pozzi pour le traitement des corps fibreux, on pourrait les diviser en
deux classes, selon qu'ils se développent au-dessus
ou au-dessous du détroit supérieur du bassin. Car,
dans l'un ou l'autre cas, on a un pédicule bien dif-
férent. Quand la tumeur s'est développée au-dessus,
l'utérus a été entraîné en haut, il a subi une sorte
d'allongement, son col lui-même a augmenté suivant sa longueur. Le pédicule sera long, facile à
mobiliser, à amener hors de la cavité abdominale.
Si, au contraire, la tumeur s'est développée au-dessous, elle aura gagné en largeur, se sera étalée. On
aura un pédicule court, volumineux, peu ou point
mobilisable, qu'il sera bien difficile d'amener à
l'extérieur, à moins d'exercer de fortes tractions,
quelquefois même cela sera impossible. Dans certains de ces cas, la tumeur s'étend dans l'épaisseur
des ligaments larges, dédouble leurs feuillets, ad-
hère aux parties voisines. Il se produit une véritable
inclusion de la tumeur dans ces ligaments. La base
deviendra énorme, il n'y aura plus de pédicule possible, toutes les difficultés seront réunies.

Le volume du pédicule des tumeurs de l'utérus
est extrêmement variable, comme la longueur. Très
mince dans les cas de myômes bien pédiculisés,
énorme dans les cas d'inclusion dans les ligaments
larges. Le col et le corps de l'utérus sont hypertro-
phiés ; et si la section porte sur la partie moyenne

du corps, c'est l'autre partie de ce corps utérin hypertrophié qui formera le pédicule. Même dans les cas où la section porte sur le col, le volume du pédicule est parfois considérable. Ne voyons-nous pas dans l'observation de M. Mazzuchelli (obs. 102) le périmètre de section du col atteindre 17 centimètres. Dans l'observation 39 de M. Beauregard, la largeur est de 18 centimètres. Pour lier ces pédicules, on sera forcé d'appliquer soit deux clamps, soit de les diviser et de les comprendre dans plusieurs ligatures distinctes, car il y a avantage à ne pas prendre dans la même anse une trop grande quantité de tissus, la constriction devenant, dans ces cas, facilement insuffisante.

La structure du pédicule est très complexe; elle comprend des éléments anatomiques très divers : des fibres musculaires, du tissu conjonctif, la muqueuse utérine, une gaine incomplète de séreuse, des artères, des veines, des lymphatiques, des nerfs. Le nombre et le volume des vaisseaux sont en rapport avec le développement de la tumeur; parfois existent des sinus vasculaires énormes; ces vaisseaux ressemblent, comme l'a dit Spencer Wels, *à des intestins de lapin*. Les nerfs y sont abondants et donnent lieu, lorsqu'ils ont été trop serrés, a des accidents nerveux particuliers : pouls rapide, irrégulier, contrastant vivement avec une température normale, douleurs vives, tétanos.

Dans des cas nombreux, le pédicule n'est pas unique, les ovaires ont été enlevés, soit qu'ils fus-

sent malades ou normaux, les ligaments larges ont
été sectionnés. Il y a alors plusieurs pédicules : un
utérin, d'autres accessoires. C'est une nouvelle
complication.

La différence entre la structure du pédicule des
tumeurs de l'ovaire et celle des tumeurs de l'utérus
est considérable.

Le pédicule des tumeurs ovariennes est constitué
par la partie du ligament large qui donne attache à
l'ovaire ; il offre une longueur variant de 1 à 10 centimètres, d'après Kœberlé ; et les éléments qui le
composent forment un amas de tissus d'une épaisseur de un à deux doigts, rarement plus.

Le pédicule des tumeurs utérines, lui, est constitué par le corps ou le col de l'utérus hypertro-
phiés. Il est formé d'éléments anatomiques très
divers, de tissus friables qui se broient facilement,
qui se rétractent, même alors que la ligature a été
fortement serrée. L'observation 103, de M. Mazzuchelli, en est un exemple : un pédicule de 17 centimètres de périmètre réduit à 3 centimètres en serrant l'anse d'un serre-nœud. C'est une éponge gorgée
de sang. Au lieu d'une épaisseur comparable à un
ou deux doigts, il a un volume comparable à celui
du poignet, de la tête parfois ; sa longueur est souvent nulle. Il comprend une muqueuse circonscri-
vant un canal qui va s'ouvrir dans un milieu septique,
le vagin. Toutes ces différences entre les deux pédicules expliquent les différences entre les résultats des
deux opérations, entre les méthodes employées, et

expliquent encore ce que les observations nous montrent : à savoir, qu'une méthode qui réussit si bien pour l'ovariotomie, réussisse si mal pour l'hystérectomie. On comprend enfin pourquoi les hésitations, qui ont existé à un moment au sujet du traitement du pédicule ovarien et ont disparu, persistent encore au sujet du traitement du pédicule utérin.

CHAPITRE III.

DIVERSES MÉTHODES.

Nous connaissons maintenant le pédicule des tumeurs de l'utérus. Quel traitement doit-on lui appliquer? Plusieurs méthodes s'offrent au chirurgien : 1° lier ou serrer ce pédicule, l'amener à l'extérieur, le fixer entre les lèvres de la plaie abdominale et le maintenir en cette situation; 2° une ligature ayant été placée, le laisser dans le ventre, et fermer la plaie abdominale; 3° combiner les deux méthodes, réduire le pédicule, mais en employant un moyen de drainage quelconque. Examinons d'abord la première méthode.

1° *Méthode extra-péritonéale. — Avantages. — Inconvénients.*

La question comporte trois éléments : 1° il faut attirer le pédicule au dehors ; 2° il faut le fixer, le maintenir ; 3° il faut en assurer l'hémostase et l'an-

tisepsie. Les avantages de la méthode extra-péritonéale sont peu nombreux, mais l'un d'eux surtout
a une importance considérable. Cette méthode met
à l'abri d'hémorrhagies possibles dans la cavité
péritonéale. Souvent, il arrive que le pédicule a été
bien serré dans une ligature ; la force de constriction
a été, croit-on, suffisante ; mais, comme on lie quand
la tumeur est encore en continuité avec le pédicule,
quand on sectionne ensuite et sépare cette tumeur,
les tissus du pédicule se rétractent, la ligature, tout
à l'heure si serrée, devient trop lâche par suite de
l'écoulement des liquides, sang ou sérosité, contenus
dans l'épaisseur du pédicule (1). Le moignon, sous
l'influence d'une cause quelconque, pourra bientôt
glisser. Alors, quel immense danger courra la malade, surtout dans les cas de gros pédicule avec
vaisseaux volumineux, égalant et surpassant en
diamètre l'artère humérale de l'homme. C'est la
mort et foudroyante. L'observation 133 en offre la
preuve (cinq heures après l'opération, à la suite
d'un effort pour se relever, la malade mourut
brusquement ; une ligature ayant glissé sur le pédicule réduit, une hémorrhagie foudroyante s'était
produite). Le pédicule maintenu au dehors, au contraire, si pareil accident arrive, le chirurgien en
sera tout de suite averti. Et, surtout, il pourra
facilement et immédiatement y porter remède, soit
en appliquant une nouvelle ligature, soit en resser-

(1) Péan et Urdy, p. 64.

rant l'instrument constricteur, soit en appliquant
des pinces hémostatiques. Constamment il pourra
surveiller ce pédicule, point de départ d'un accident
si terrible et relativement si fréquent. Sur 156 opérations d'hystérectomie, nous avons trouvé 14 cas
d'hémorrhagie par le pédicule, causant 6 fois la
mort. Cet accident se produit donc dans la proportion de 8,96 pour 100.

Un autre avantage de la méthode extra-péritonéale est d'éviter la suppuration du moignon dans
la cavité du péritoine, en employant certaines précautions. On met ainsi la malade à l'abri de la
résorption de matières septiques et putrides, c'est-
à-dire d'un véritable empoisonnement. L'antisepsie
rigoureuse appliquée à la méthode intra-péritonéale
rend actuellement cet accident moins à craindre
qu'autrefois. Notons cependant que, sur 156 cas, la
mort a été causée 4 fois par la septicémie, et sur ces
4 cas, dans 3 on avait employé la méthode intra-
péritonéale, ce qui donne une proportion de 7 morts
pour 100 par septicémie, pour les 42 cas traités par
la réduction du pédicule.

A côté de ces avantages, la méthode extra-péritonéale a de nombreux inconvénients. Les uns sont
immédiats : ce sont les tractions souvent violentes
qu'il faut exercer sur le pédicule pour l'amener entre
les lèvres de la plaie abdominale. Si le pédicule est
long, si surtout la tumeur s'est développée au-
dessus du détroit supérieur du bassin, la chose sera
assez facile ; mais, si elle s'est développée au-dessous

de ce détroit, le pédicule sera probablement insuffisant, il faudra l'amener à force de tractions, qui sont
toujours dangereuses, parfois mortelles, ainsi que
le prouvent l'observation du professeur Stadsfeldt
(th. de M. Pozzi), et l'observation 121, dans laquelle
des tractions violentes déterminèrent des accidents
formidables de dépression, avec mort en quarante-
huit heures (obs. de M. Queirel). Sans atteindre toujours cette gravité, les tractions causent des crampes
utérines douloureuses, des irrégularités du pouls
survenant au moment même où l'on tire.

Il faudra fixer ce pédicule, l'empêcher de rentrer
dans la cavité péritonéale, et les difficultés seront
d'autant plus grandes que les tractions pour l'amener au dehors auront été plus fortes. Même fixé, le
pédicule sera toujours en état de tension exagérée,
ce qui exposera à des ruptures de vaisseaux profonds, survenant sous une cause quelconque et
causant des hémorrhagies redoutables. Dans l'observation 117, de M. Polaillon, après une hystérectomie
partielle, avec traitement extra-péritonéal, ayant
nécessité de fortes tractions, le ligament large
gauche se rompit à la suite d'un effort, d'où hémorrhagie et mort.

Après l'opération, d'autres difficultés surgiront.
Les malades se plaindront de douleurs lombaires.
Elles seront forcées de maintenir leurs cuisses flé-
chies. La traction continue qui s'exercera sur le
pédicule tendra à le faire rentrer dans le péritoine.
Elle pourra être plus forte que les moyens de con-

tention employés (alors les broches, les aiguilles
seront courbées, tordues. Obs. 144) ou que la résistance des tissus du pédicule, et les broches ou les
sutures déchireront ce tissu, le pédicule s'enfoncera
de plus en plus dans le ventre (obs. 132). Un danger
sera imminent : la rentrée brusque de ce pédicule
en pleine suppuration. Sa surface escharifiée et suppurante sera entraînée dans le péritoine, aspirant
également le pus environnant, et déterminera une
péritonite sûrement mortelle. Ce dernier accident
se produit surtout à la suite d'un effort de toux ou
de pneumatose intestinale.

Si les moyens de contention, si les tissus ont
résisté, il y aura toujours une suppuration longue
et forcée. Les tissus situés au-dessus du lien constricteur se sphacéleront, il faudra qu'ils soient éli-
minés. Cette élimination n'a lieu en moyenne que
du quinzième au vingt-cinquième jour, c'est donc
au moins deux à trois semaines de suppuration.
Tandis que dans le cas de pédicule de l'ovaire maintenu au dehors, il n'y a pas de nécrose de grande
étendue; dans le cas de pédicule utérin, le moignon
étant beaucoup plus volumineux offre une plus
large surface suppurante.

La traction du pédicule, qui s'exercera toujours,
déprimera les parois abdominales à ce niveau; une
dépression se formera. Comme, souvent, il a été
impossible d'affronter partout autour du pédicule
les surfaces saignantes, cette dépression s'accusera,
arrivera à former une cavité en entonnoir où s'ac-

cumuleront le pus et les liquides putrides (obs. 106
de M. Bantock et obs. 144 de M. Pozzi). Ce récep-
tacle de produits septiques sera une irritation incessante pour le péritoine, un danger permanent. Le
décubitus dorsal favorise cette stagnation. Voulant
y remédier, on a disposé, autour du moignon, des
lamelles de plomb pour diminuer et limiter, autant
qu'il était possible, le clapier formé. On n'est pas
toujours parvenu à empêcher le pus de filtrer entre
es parois et le pédicule, causant des péritonites,
ainsi que l'a rapporté M. Péan. Hégar, de Fribourg,
avait cherché à diminuer la longueur de cette suppuration en hâtant la chute du moignon sphacélé
par des tractions. C'est un procédé dangereux, ex-
posant à des hémorrhagies graves. (Th. de Raoult) (1).
L'observation 3 de Keith nous en offre un nouvel
exemple. On a cherché à momifier, pour ainsi dire,
le moignon, en le touchant avec du perchlorure de
fer pour diminuer l'abondance de cette suppuration.
Elle n'en est pas moins fatale, car il faut que ce
moignon soit éliminé.

Même la guérison obtenue, la méthode extra-
péritonéale offre encore des inconvénients. Ainsi
que l'a signalé M. Péan dans ses Cliniques, les
malades sont quelquefois contraintes à marcher
courbées, par suite de la traction exercée par le
pédicule sur les parois de l'abdomen. Enfin, elles
sont, dans quelques cas, exposées à un accident
extrêmement grave, à un étranglement interne,
ainsi que l'ont signalé beaucoup de chirurgiens ; le

(1) Paul Raoult, 1880. (Th. de Paris).

pédicule formant une bride analogue à une bride épiploïque adhérente. Il est vrai que la méthode intra-péritonéale ne met pas absolument à l'abri de cet accident. Il peut se produire dans les cas où le moignon réduit a contracté des adhérences avec la paroi antérieure de l'abdomen.

Deux accidents peuvent encore survenir : une fistule ventrale aboutissant au moignon rétracté et persistant des mois. Dans les cas où l'obésité se produit, une hernie ventrale qui forcera la malade à porter constamment un appareil (Hégar). Dans les observations, on trouvera quatre exemples de fistule ventrale persistant plusieurs mois, et quatre exemples de hernie.

La cicatrisation, avec la méthode extra-péritonéale, s'opère après la chute de la ligature ou du clamp. Une surface granuleuse, correspondant au moignon utérin, bourgeonne. Un travail de péritonite adhésive unit parfois les anses intestinales dans la profondeur. La cavité en entonnoir de la paroi abdominale diminue par le bourgeonnement de cette surface granuleuse, par sa rétraction graduelle, par la poussée incessante, qui font une sorte de compression méthodique, rapprochant les parois. (Th. de Pozzi.) On a souvent observé que l'utérus, dans le cas d'ablation partielle, se séparait ensuite spontanément du point où il était adhérent. Ajoutons que lors même que cette séparation ne se ferait pas, il ne faudrait pas en concevoir de craintes pour les cas où il y aurait une grossesse.

Elle peut très bien évoluer, même si l'adhérence du fond de l'utérus à la paroi abdominale persiste; Börner cite des cas de Mangiagalli, Pawlick, Sp. Wells, où l'accouchement s'est fait sans difficulté (1).

2° *Méthode intra-péritonéale.* — *Avantages. Inconvénients.*

La plupart des inconvénients que nous avons signalés comme tenant à la méthode extra-péritonéale disparaissent avec la méthode rivale. Les dangers qu'entraînent les tractions nécessaires pour amener le pédicule entre les lèvres de la plaie abdominale disparaissent. Plus de crampes utérines, d'irrégularités dans le pouls, plus de tiraillements sur la plaie abdominale, de formation de clapier où séjourne le pus, de craintes de rentrée brusque du pédicule en partie sphacélé, de suppuration longue, et plus tard pas de fistule ni de hernie ventrale. Toutes ces complications s'évanouissent, la plaie se réunit par première intention, la guérison est complète en huit à dix jours.

Mais, d'autre part, surgissent des dangers dont l'un est formidable : c'est l'*hémorrhagie* dans la cavité péritonéale. Le moignon réduit, le chirurgien n'a plus aucun contrôle, aucun moyen de prévenir ou d'arrêter cette hémorrhagie.

Nous avons déjà vu que cet accident se produisait

(1) Centralb. f. Gynäk., 1882, n° 12, p. 344.

dans la proportion de presque 9 fois pour 100 hystérectomies, et que sur 17 morts dans les cas de réduction du pédicule, 4 fois l'hémorrhagie avait été la cause de l'issue funeste. C'est-à-dire qu'elle cause presque le quart des morts dans cette méthode de traitement. Cela montre combien grande est la gravité de l'accident et quel immense danger fait courir la méthode. Parmi les autres inconvénients du traitement intra-péritonéal, signalons la péritonite et la septicémie, auxquelles expose un moignon fortement serré qu'on plonge dans le péritoine. Sur 4 cas de mort causée par la septicémie, dans 3 on avait employé la méthode intra-péritonéale. Plus tard, enfin, la ligature abandonnée peut n'être pas tolérée, jouer le rôle de corps étranger et déterminer des abcès et des suppurations du petit bassin qui se termineront par l'élimination de la ligature par le vagin, le plus souvent. Sur 42 cas où le traitement intra-péritonéal fut employé, 5 fois cette complication se produisit, c'est-à-dire dans plus d'un dixième des cas. Notons que, d'ailleurs, cette complication n'a pas grande gravité et n'a entraîné la mort dans aucun cas.

Ce sont ces dangers, surtout celui de l'hémorrhagie, qui, pendant si longtemps, ont fait craindre d'abandonner dans le ventre le pédicule des kystes de l'ovaire, et qui font aujourd'hui, avec juste raison, hésiter les chirurgiens à abandonner dans le ventre le pédicule utérin, beaucoup plus compliqué et beaucoup plus dangereux.

Même après le progrès considérable réalisé par le recouvrement péritonéal de la plaie utérine, après traitement direct des vaisseaux par la ligature, l'hémorrhagie reste encore un danger. Chaque trou d'aiguille, chaque déchirure de vaisseaux produisent des hémorrhagies énormes ; plus tard, des hématomes sous-séreux peuvent se développer. Avec une vascularisation même ordinaire, des vaisseaux isolés s'échappent facilement des pinces et sont négligés ; même les petites hémorrhagies détruisent les sutures et mènent à la septicémie. Actuellement, aucun procédé intra-péritonéal n'assure absolument contre l'hémorrhagie, et le résultat est un peu livré au hasard. (Hegar et Kaltenbach. *Operative Gynaäko-logie*, t. II, p. 436, etc.)

Il n'y a presque plus qu'un élément dans la question : c'est s'assurer d'une hémostase parfaite. Mais, auparavant, voyons ce que devient ce pédicule utérin réduit dans la cavité péritonéale. Les craintes de résorption purulente sont-elles justifiées ? Spiegelberg et Waldeyer ont fait à ce sujet plusieurs expériences (1). Des ligatures placées sur les cornes de l'utérus de jeunes chiennes ne présentaient, au bout de 20 jours, aucune trace d'inflammation aiguë du péritoine ou de mortification des tissus étreints par la ligature. Sur la surface de section, un enduit. par exsudation du sérum, se forme, ferme les capillaires et empêche toute inflammation. Ces capil-

(1) Archiv. de Virchow, 1868.

laires oblitérés, des vaisseaux de nouvelle formation apparaissent et le tout s'organise. Les ligatures elles-mêmes sont infiltrées de cellules, puis enkystées dans les tissus. Dans d'autres cas, ils enlevèrent des portions d'utérus, et cinq à six jours après, la surface de section était unie par des adhérences aux parties voisines. Maslowsky, de Saint-Pétersbourg, confirma ces faits par de nouvelles expériences (1). Le moignon n'est d'ailleurs pas sphacélé, une constriction suffisante pour arrêter l'écoulement du sang n'est pas assez forte pour produire la mortification du moignon. Thornton a montré dans ses expériences que les vaisseaux fins de la partie situé eau-dessus de la ligature restaient perméables; une circulation capillaire dans cette portion du pédicule est donc encore possible. De plus, la striction du fil ligateur produit un sillon sur le pédicule, les tissus situés au-dessus et au-dessous s'incurvent, se renversent, arrivent au contact. Les deux séreuses : celle de la partie au-dessus de la ligature et celle de la partie au-dessous, s'adossent, et, d'après les expériences de Travers, dans ces conditions, les séreuses ont la propriété de rétablir leur circulation très facilement. Le moignon ne se sphacèle donc point, mais s'organise, continue à être un tissu vivant. Quant à l'infection qui pourrait se produire par les liquides fournis par le moignon et aux décompositions putrides qui pourraient en

(1) Archiv. de Langenbeck, 9e vol.

résulter par l'action des bactéries qui se rencontrent même dans un organisme sain (Th. Kocher. *Rev. méd. de la Suisse romande*, 1881, p. 656), Mikulicz, dans un mémoire : *Die antiseptische Behandlung be Laparotomie* (*Langenbeck's Archiv.*, Bd XXVI, H. 1), a bien démontré que l'essentiel est d'empêcher l'infection par contact, c'est-à-dire par des bactéries qui pourraient être introduites du dehors dans la cavité péritonéale. Quant à la forme d'infection spontanée due à la décomposition des liquides dans la cavité péritonéale, le danger est bien éloigné, le péritoine résorbant extrêmement vite tout liquide. On peut se fier à cette *digestion péritonéale*, l'important est d'éviter tout accès de matières infectieuses du dehors dans la cavité abdominale. Les faits sont venus appuyer ces dires. La chirurgie abdominale a complètement changé depuis l'apparition des méthodes antiseptiques, et l'on sait de quelle tolérance le péritoine a fait preuve depuis qu'on a su et pu le fermer à l'infection par contact. Donc le pédicule se cicatrise ; parfois cette cicatrisation reste libre, prend la forme d'un bouton indépendant dans la cavité péritonéale. C'est la terminaison la plus désirable. Parfois la cicatrisation se fait avec adhérences. Ces adhérences se font, soit avec la paroi abdominale, soit avec le fond du bassin (alors il peut y avoir danger d'obstruction intestinale), soit adhérences avec l'intestin, source de gêne dans les mouvements de cet organe, soit adhérences à l'épiploon : ces dernières sont rares. (Th. de Raoult.)

3° *Méthode mixte. — Avantages. Inconvénients.*

Cette méthode consiste à assurer l'hémostase du pédicule avec une ligature quelconque, à réduire et à drainer, soit en maintenant les extrémités du fit ligateur au dehors, dans l'angle inférieur de la plaie abdominale, soit en plaçant un drain entre les lèvres de cette plaie, une extrémité du tube s'appliquant sur le moignon, soit enfin en faisant passer ce drain par le vagin.

Les avantages de cette méthode sont : d'éviter l'absorption par le péritoine des produits septiques (liquides ou parties escharifiées du moignon), de permettre la surveillance du pédicule en vue de hémorrhagies. On évite encore la formation d'abcès éliminateurs de la ligature. Enfin les inconvénients inhérents à la méthode extra-péritonéale, tels que : tractions sur le pédicule, clapier formé par la pression des broches, instruments entraînés dans le ventre, etc., disparaissent.

Il nous semble que l'avantage de surveiller le moignon et les hémorrhagies est un peu illusoire ; il doit être bien difficile à l'œil du chirurgien de pénétrer jusqu'au moignon ; et, dans le cas d'hémorrhagie, en serait-on averti plus tôt avec la plupart des procédés mixtes qu'avec la méthode de réduction ? Et surtout, pourrait-on y remédier plus facilement ?

Quant à la suppuration, nous voyons dans l'observation de Moricke que la mort fut causée par une double paramétrite purulente. La suppuration n'avait donc pas été évitée par le drainage ; il est vrai que, dans ce cas, la cavité abdominale avait été complètement fermée, la plaie faite à l'utérus suturée, et le drainage avait été fait par le vagin.

Cette méthode assure-t-elle enfin l'écoulement des liquides septiques et des parties escharifiées ? Des exsudations fibrineuses se forment bien vite après l'opération, encapsulent les amas de liquides et les tubes à drainage ; et l'écoulement de ces liquides n'est assuré que dans une étendue fort circonscrite. Le drainage devient souvent un peu illusoire. Bardenheuer le préconisa, se fondant sur ce que la faculté de résorption du péritoine était limitée et qu'elle était parfois dépassée par la faculté de sécrétion ; mais A. Martin, de Berlin, réfuta ces théories (1) au congrès de Salzbourg. Les expériences de Wegner et de Ponfick ont établi la puissance considérable (2) de résorption du péritoine. Notons encore que cette méthode mixte expose, comme le traitement extra-péritonéal, à des fistules et à des éventrations consécutives. Enfin elle semble favoriser la lenteur de la chute de l'eschare ; dans le cas de Freund, les moignons et les ligatures ne tombèrent que le cinquante-sixième jour. Ses résultats

(1) Centralbl. f. Gynäk., 1881, n° 22.
(2) Samml. klin. Vorträge, n° 219, 1882.

sont cependant supérieurs à ceux de la méthode intra-péritonéale.

CHAPITRE IV

PROCÉDÉS A EMPLOYER DANS CHACUNE DES MÉTHODES.
LEURS AVANTAGES ET LEURS INCONVÉNIENTS.

1° Moyens servant à maintenir le pédicule au dehors.

La fixation du pédicule entre les lèvres de la plaie abdominale a été obtenue au moyen de clamps, de sutures, de broches, de ligateurs.

Le clamp a été employé, ses branches étant disposées sur les parois du ventre et maintenant le moignon au dehors. Il a l'inconvénient de basculer et dans l'observation 97, de Skene Keith, nous voyons l'extrémité du clamp entraînée peu à peu dans l'abdomen; une cicatrisation qui dura deux mois et demi en fut le résultat. On a cité d'autres cas semblables. Par son poids, le clamp contribue à déprimer les parois du ventre et à former un clapier où séjourne le pus.

On a maintenu le pédicule au dehors au moyen de sutures passées dans son tissu et dans celui des parois abdominales. La rétraction du pédicule peut être assez forte pour que la ligature sectionne les tissus et ne s'oppose plus à sa rentrée; ou pour entraîner les bords de la plaie abdominale à l'intérieur et former un vaste infundibulum qui se remplira de pus.

Le plus souvent, la fixation s'obtient en passant dans le pédicule de longues épingles ou broches de métal construites spécialement pour cet usage. On en passe deux en croix, et leurs extrémités sont disposées sur les parois du ventre. Ce procédé contribue un peu à l'hémostase en faisant de l'acupressure, sert à maintenir la ligature sur le moignon, à l'empêcher de glisser et de rentrer brusquement dans le péritoine (Obs. 138). C'est celui qu'emploient actuellement la plupart des chirurgiens.

Nous avons déjà vu que ces broches ont l'inconvénient de se tordre (Obs. 106, 144), de couper ou déchirer les tissus du pédicule.

Les ligateurs, en plus de leur rôle hémostatique, ont aussi servi à maintenir le pédicule au dehors.

2° *Instruments de constriction.*

Pour obtenir l'hémostase du pédicule, on s'est servi de clamps, de serre-nœuds ou ligateurs. Le clamp fut employé en 1850 par Kiwisch, qui, pour comprimer le pédicule dans l'ovariotomie, se servit d'un instrument assez semblable aux casseaux des vétérinaires. Hutchinson, en 1858, l'introduisait dans la pratique chirurgicale définitivement et bientôt on l'appliquait au traitement du pédicule

dans l'hystérectomie. Cet instrument a été modifié
de diverses façons. Baker-Brown, Péan, Sp. Wells
et d'autres opérateurs ont fait construire des clamps
particuliers, ne différant que par des détails, établis
sur le même principe. Cet instrument se compose
toujours de deux branches articulées qu'on peut
écarter ou serrer à volonté au moyen d'une vis ;
dans les uns les deux branches forment un angle
aigu, ils ont l'inconvénient de serrer très inégale-
ment les tissus ; dans les autres, les deux branches
sont maintenues parallèles, la constriction est plus
égale. Le clamp est d'un maniement facile, sert à
confectionner le pédicule et à le maintenir au
dehors. Il permet d'arrêter facilement une hémorrhagie, puisqu'il n'y a qu'à serrer davantage les
branches de l'instrument. D'autre part, le clamp a
de nombreux inconvénients ; la compression qu'il
produit est irrégulière, inégale, il broie parfois les
tissus. Son emploi n'est pas parfaitement sûr ; on
croit l'avoir serré suffisamment, il n'en est rien, et
même après une compression assez longue, les
vaisseaux peuvent donner du sang. Si le pédicule
est court, il produit une traction dangereuse. Si le
pédicule est d'abord assez long, mais qu'une pneumatose intestinale survienne, il devient encore dangereux ; parfois même il faut le retirer et le remplacer
par un autre moyen de constriction. Si le pédicule
est volumineux, il s'applique fort mal et peut être
insuffisant : dans certains cas, on a dû mettre plusieurs clamps sur le même pédicule (Obs. 39, de

M. Beauregard). Par sa présence, il élargit transversalement la plaie abdominale, empêche la réunion immédiate, favorise la suppuration prolongée et la possibilité d'écoulement des liquides dans la cavité péritonéale. Par son poids, il contribue a la formation d'une dépression en entonnoir où séjourneront le pus et les matières putrides. Plus tard, il exposera, en élargissant la plaie abdominale, à une hernie ou à une éventration (1). Il expose, d'après Boinet et Kœberlé, à des accidents tétaniques.

Kœberlé, en 1863, inventa pour sa première hystérectomie un ligateur ou serre-nœud spécial, qu'il emploie constamment. Les ligateurs fonctionnent au moyen d'une vis contenue dans une gaine, et entraînant, par son mouvement de rotation, l'écrou auquel est fixé un fil de fer dont l'anse peut être progressivement resserrée. Le serre-nœud de Kœberlé a une longueur de 7 centimètres, un poids de 13 à 14 grammes. L'extrémité terminale est constituée par un orifice élargi transversalement pour le passage de l'anse métallique ; les bords latéraux de cet orifice sont courbes, en forme de poulie, pour empêcher la cassure du fil au point de réflexion (2).

Un autre ligateur est le serre-nœud de Cintrat, qui diffère du précédent en ce qu'il permet, en imprimant au corps de l'instrument un mouvement

(1) Thèse de M. Raoult. Paris, 1880.
(2) Dictionn. de médec. et de chirur., t. XXV. Art. de Kœberlé, p. 580.

de rotation, de lier l'anse métallique par torsion du
fil (1).

Légers, faciles à manier, permettant d'appliquer
l'anse aussi profondément qu'on le veut, les ligateurs sont bien supérieurs aux clamps. La compression est régulière, beaucoup plus forte que celle
faite à la main, la constriction étant plus forte,
l'emploi en est plus sûr, et il met à l'abri de l'hémorrhagie bien mieux que le clamp. Dans le cas de
pédicule court, la traction a besoin d'être moins
violente ; une pneumatose intestinale peut survenir,
on ne sera pas forcé de le retirer. Il s'applique à
tous les pédicules, quelque volumineux qu'ils soient.
Il ne gêne en rien la réunion immédiate, permet de
réunir, aussi exactement qu'on le veut, les parois
abdominales et d'affronter les surfaces péritonéales
autour du pédicule. Son poids n'est pas suffisant
pour former un clapier. Le ligateur de Cintrat permet encore de tordre les fils sur place, on les coupe,
et l'instrument entier peut être retiré.

Les inconvénients des serre-nœuds sont d'être,
dans certains cas, d'un manuel opératoire un peu
minutieux. Assez souvent, en serrant la ligature,
le fil métallique se brise, quoiqu'on ait la précau-
tion de se servir de fils de fer recuits, plus souples,
moins oxydables, et de les essayer auparavant,
Quelquefois, ils peuvent couper les tissus. Kœberlé
a reproché au serre-nœud de Cintrat de causer par-

(1) Péan et Urdy. Hystérotomie, 1873, p. 245.

fois le tétanos. Ce dernier instrument, s'il a l'avantage de tordre les fils et de pouvoir être retiré, a le défaut de cette qualité : si le pédicule se rétracte, que l'anse devienne trop lâche, qu'une hémorrhagie se produise ou soit à craindre, pour resserrer l'anse de fil de fer, il faudra rattacher les extrémités du fil à l'instrument, détordre, puis resserrer et retordre, et l'on sera exposé à voir casser le fil ainsi traité, ou il faudra appliquer une autre ligature par-dessus la première, et cette dernière deviendra inutile et gênante. A ce point de vue, le serre-nœud de Kœberlé est peut-être supérieur ; nombre de chirurgiens anglais et américains l'emploient de préférence.

3° Ligatures; matières employées.

Les ligatures métalliques se font généralement soit avec des fils d'argent, soit avec des fils de fer recuits et essayés. Ces fils n'étant pas absorbables s'enkystent. Ils ont l'avantage de présenter une grande résistance à la traction ; des expériences ont montré que le fil d'argent de 1/6 de millimètre de diamètre résistait à une traction de 12 kilogr. Le fil d'argent de 1/3 de millimètre de diamètre résiste à 22 kilogr. (Raoult, loc. cit.), mais ces ligatures ont l'inconvénient de se rompre parfois au moment même ou on les applique, ou plus tard, par oxydation du fer au contact du sang artériel, ainsi que l'ont montré les expériences de M. Laborde. De plus, si elles s'en-

kystent, elles deviennent souvent le point de départ
d'abcès profonds qui persistent jusqu'à ce qu'ils
aient trouvé une issue et que la ligature, devenue
corps étranger, ait été expulsée.

Les fils fins de chanvre, de lin, se résorbent. Sept
mois après une opération, on ne trouve, paraît-il,
plus de trace d'un fil de chanvre. Mais, pour être
résistants, ces fils doivent être d'un diamètre assez
grand et, alors, ils se comportent comme des corps
étrangers et provoquent encore des abcès éliminateurs. Ces abcès sont, d'ailleurs, généralement bé-
nins. On a cité le cas d'un chirurgien qui avait
oublié dans l'abdomen une corde à fouet volumineuse ayant servi à faire une ligature provisoire ,
celle-ci fut éliminée cinq semaines après, à la suite
d'un abcès des parois, sans autre dommage pour la
patiente. (Raoult, loc. cit.)

Les fils de soie de Chine sont, à diamètre égal,
beaucoup plus solides et résistants que ceux de
chanvre ou de lin. Ils glissent assez pour que la
confection des nœuds soit facile. Ils ne coupent pas
les tissus et ne s'allongent que fort peu sous la traction. Le fil de soie de Chine formé de trois chefs
simples, d'un diamètre correspondant au n° 3 de la
filière Charrière, supporte une traction de 29 kilogr.
(Exp. de Raoult). Ces fils sont parfaitement résor-
bés ; sept jours après l'opération, on a trouvé des
ligatures de soie recouvertes d'un pont de lymphe,
sans ulcérations; a partir de ce moment, le fil est
envahi par la pénétration des cellules embryon-

naires et complètement désagrégé. Sp. Wells a laissé sans inconvénients 40 ligatures de fil de soie dans une cavité péritonéale. Dans l'Obs. 101 de Skene Keith, 60 ligatures de soie ou de catgut furent laissées dans l'abdomen. Ces fils peuvent être désinfectés, subir les mêmes préparations antiseptiques que le catgut, la différence est que les fils phéniqués deviennent un peu moins résistants. (Soie de Czerny.)

La corde à boyau, sous la forme de catgut phéniqué, a été fort vulgarisée par le professeur Lister. Le catgut a le grand avantage d'être très facilement résorbable et de moins exposer aux abcès consécutifs. Mais cette qualité peut devenir un défaut, et s'il se laisse trop vite résorber, il expose au danger des hémorrhagies secondaires. Il glisse plus que la soie. Comme résistance, les expériences de M. Raoult ont montré que le catgut n° 0 se rompt sous une traction de 9 kilogrammes, le n° 1 sous 15 k. 500, le n° 2 sous 21 k., le n° 3 sous 30 k. ; mais à la moitié de leur résistance les fils de catgut se laissent étirer et s'allongent d'un cinquième de leur longueur. De plus, il est souvent assez difficile de serrer fortement les nœuds, le catgut, dès qu'il atteint un certain diamètre, se prêtant fort mal à cette manœuvre. On court alors les risques de ne pas serrer suffisamment le pédicule.

Aussi M. E. Bœckel conseille-t-il (1) d'appliquer préalablement un serre-nœud à fil de fer, qu'on

_____

(1) Gaz. méd. de Strasbourg, 1880, n° 6, p. 66.

maintiendra plusieurs minutes en place, serrant la vis à plusieurs reprises ; on appliquera le catgut dans la rainure et on enlèvera le fil métallique. Un accident possible, commun à toutes les ligatures précédentes, est la rétraction du pédicule. La ligature devient trop lâche sur un moignon diminué de volume, elle peut glisser, et une hémorrhagie est imminente.

Pour assurer l'hémostase du pédicule on a employé les ligatures élastiques. M. Pozzi a dernièrement appelé l'attention sur ce procédé, dans une note présentée à la Société de chirurgie (1). Nous lui empruntons la plupart des détails suivants.

Kleeberg, d'Odessa, se servit le premier de drains en caoutchouc non percés et conservés dans l'eau, (humides, ils sont moins friables). Il enserrait le pédicule par deux ligatures élastiques distinctes, formées chacune de deux de ces tubes d'un 1/2 centimètre de grosseur ; avant de nouer, il tirait fortement, et chacun des nœuds était consolidé par une ligature de soie (2). Dans un cas, qu'il rapporte, des artères plus grosses que la radiale furent coupées et aucune hémorrhagie ne se produisit. Il avait laissé glisser le pédicule dans le petit bassin, les huit bouts du tube émergeant de la plaie et formant drainage avec huit autres tubes fenêtrés, qu'il avait, en outre, introduits. Le moignon se détacha le douzième jour, guérison.

(1) Séance du 28 novembre 1883.
(2) St-Petersb. med. Wochens., XXVI, n°ˢ 12, 1877 et 41, 1879.

Czerny, en 1879, employa aussi la ligature élastique avec succès. Olshausen dans un mémoire publié en 1881, préconisa et essaya l'emploi des cordons et tubes élastiques (1). Fischer, de Hanovre, les emploie en 1882, abandonne le pédicule dans l'abdomen et obtient une guérison (2). Hégar et Kaltenbach, dans leur Gynécologie opératoire, décrivent leur manière de les employer. Kasprzik (3) en 1882, expose ses recherches sur la ligature élastique. Il élucide plusieurs points : 1° la ligature élastique laissée dans le péritoine ne provoque pas de suppuration. Par des expériences sur les animaux, il montre que l'animal tué cinq semaines après ne présente pas de traces de suppuration.

2° Action de la ligature sur les tissus. Il lia le péritoine, l'utérus, la rate, le foie, les reins, tantôt avec des tubes élastiques, tantôt avec des fils élastiques pleins, puis il coupait le pédicule et le cautérisait avec le thermo-cautère. Les résultats furent excellents pour le péritoine et l'utérus, les fils élastiques étaient pleins et fins, serrés assez fortement et ne coupaient pas les tissus. Sur la rate, il y eut, à la suite, des hémorrhagies, le fil coupant l'organe prématurément, de même pour le foie et les reins, les fils lâchant ou coupant les tissus. Les expériences de Budin en 1875 avaient déjà montré que le fil élastique ne coupe pas certains tissus. A la

(1) Deutsche Zeit. f. Chir.. 1881. Bd XVI, p. 180.
(2) *Idem*, 1882, p. 417.
(3) Berlin. klin. Wochens., 1882, p. 177.

suite de ces expériences, Kasprzik préconise l'emploi de la ligature élastique dans la réduction du pédicule, et décrit le procédé de Hegar qui se sert de tubes élastiques en caoutchouc noir, épais de 5 à 6 millim. et désinfectés avec le sublimé au millième.

Thiersch, Ahlfeld, Nieberding, Howitz se servent aussi des ligatures élastiques. M. Pozzi en préconise également l'emploi, préférant les cordons de caoutchouc aux tubes, les premiers à grosseur égale ayant une force plus grande; il préfère aussi le caoutchouc noir, comme Hegar, le rouge étant moins bon, et le gris encore moins solide; il le désinfecte préalablement par le séjour dans une solution antiseptique. Il a fait construire un lien élastique spécial : « dont la partie médiane longue d'un pouce
« environ est formée d'un cordon plein de 4 milli-
« mètres d'épaisseur devant servir à opérer la li-
« gature du pédicule, tandis que ses deux extrémités
« dont la longueur peut être plus ou moins grande
« sont des tubes qu'il est aisé de fenêtrer aux ci-
« seaux, après la ligature faite, et d'amener où l'on
« veut faire le drainage (1). »

Les moyens de tendre et de fixer la ligature élastique sont variés. Dans le chapitre V, nous décrirons les divers manuels opératoires. M. Pozzi se sert d'un ligateur spécial qu'il a fait construire. On passe les deux extrémités du caoutchouc dans ce ligateur, un aide tire sur les extrémités du cordon

____

(1) Bulletin. Soc. de chir., 1883, t. IX, n° 11, p. 889.

et les fixe, en abaissant une petite pédale, au degré
de constriction nécessaire ; en retournant l'instrument, les deux bouts du cordon tendu se croisent,
une ligature est placée sur le point d'entre-croise-
ment avec une soie très forte ; une seconde ligature
de soie est placée quelques millimètres plus loin.
On retire l'instrument et on coupe le lien élastique
à la longueur voulue.

Le lien élastique est bien toléré dans le péritoine,
les expériences sur les animaux l'ont prouvé, et son
emploi dans les hystérectomies a montré que cette
tolérance s'étendait au péritoine humain. L'hémostase est assurée et cet accident si redouté, l'hémorrhagie, est à peu près complètement écarté. Il n'y a
plus à craindre que le pédicule se rétractant, la ligature devienne trop lâche et glisse, accident qui
peut se produire avec tous les autres procédés d'hé ·
mostase. Le seul inconvénient est l'intolérance possible du péritoine, l'inflammation consécutive aboutissant à un abcès éliminateur qui s'ouvrira souvent
vers un des culs-de-sac du vagin ; mais, ainsi que
l'a dit M. Pozzi, l'hémorrhagie a causé beaucoup
de morts, le lien élastique n'a causé que peu d'accidents. Hegar, Kaltenbach, Ahlfeld, Karströme ont
publié des observations d'hystérectomie avec ligature
élastique du pédicule réduit dans le péritoine et
dans lesquelles au bout d'un temps plus ou moins
long, souvent après plusieurs mois, la ligature a
été expulsée, mais sans phénomènes graves, sans

accidents sérieux. Les observations 114, 115 et 156 nous en montrent des exemples.

On pourrait penser qu'il reste encore un danger sérieux, c'est que la ligature n'ait été placée trop près de l'extrémité du pédicule et que, serrant constamment, surtout si le moignon se rétracte, elle n'arrive à glisser. Non plus parce qu'elle est devenue trop lâche, mais, au contraire, parce qu'elle continue à serrer.

Aussi une des précautions doit consister à ne pas sectionner trop près de la ligature, à laisser un bourrelet suffisant, bien étranglé, qui assurera contre ce glissement ; d'autre part on peut, ainsi que l'ont fait Olshausen et Fischer, coudre le lien élastique au pédicule en plusieurs points. Si l'on emploie le traitement extra-péritonéal, les broches qui transperceront le col maintiendront également la ligature et écarteront ce danger.

4° — Drains.

Diverses matières ont été employées pour servir de drains. On s'est servi des bouts du fil ayant servi à la ligature (fil de chanvre, soie ou coton), ramenés au dehors et maintenus dans l'angle inférieur de la plaie abdominale (1) (Obs. 10 de Chambers).

On s'est servi de drains en caoutchouc (Obs. 39, 129 (munis de soutiens (2).

(1) A. Martin. Centr. f. Gynäk., 1881, n° 22.
(2) Woikman's klin. Vorträge, n° 219.

Kœberlé se sert de drains de verre. Skene-Keith, Thornley-Stoker, Montgomery, Walker, également (Obs. 20, 29, 95, 100, 101, 135).

Kehrer place dans le drain de verre des écheveaux de coton tordu, désinfectés par une cuisson prolongée dans la solution phéniquée à 5 0/0; l'extrémité libre des écheveaux est enveloppée dans la gaze d'un pansement de Lister. Il a employé un tube en gomme, puis une double (1) canule analogue à celle employée pour la trachéotomie. Hegar emploie le tube de verre et un tampon de coton remplissant ce tube. On renouvelle fréquemment ce tampon, car la pénétration dans le tube des globules blancs et de la fibrine supprime rapidement les fonctions capillaires (2).

Freund emploie un condom de caoutchouc ; l'ouverture est fixée à la base du pédicule, on coupe l'autre extrémité fermée, on place à l'intérieur un tube de verre contenant de la ouate (3).

5° *Moyens servant à assurer l'antisepsie du pédicule.*

Le pédicule, quelle que soit la méthode de traitement employée, doit être soigneusement désinfecté. On s'est servi de divers moyens : on a cautérisé sa surface avec le fer rouge, avec le thermo-cautère ; on a appliqué sur cette surface du perchlorure de

(1) Kapillardrainage der Bauchhöhle. A. Kehrer (Centralb. f. Gynäk., 1882, n° 3, p. 33).

(2) Centralb. f. Gynäk., 1882, n° 7, p. 907.

(3) Centralb. f. Gynäk., 1882, p. 481.

fer, du chlorure de zinc : ce procédé a l'avantage de contribuer à l'hémostase, de momifier le moignon, pour ainsi dire. Il est d'ailleurs sans danger, même dans le cas où l'on réduirait le pédicule ainsi traité; Schwartz a montré, par des expériences, la tolérance du péritoine (1). Il injectait, dans la cavité abdominale de chiens, de la teinture d'iode pure (1 cent. cube), du sesquichlorure de fer non étendu d'eau (1 cent. cube), une solution de nitrate d'argent à 20/100. Aucune de ces injections ne détermina de péritonite dangereuse, c'est-à-dire purulente. Seules, les solutions de nitrate d'argent déterminèrent de fortes douleurs. Le danger de ces liquides est non le liquide lui-même, mais l'élément septique auquel il peut servir de véhicule. On peut donc employer en toute sécurité le perchlorure de fer ou le chlorure de zinc, ainsi que le fait Hégar.

Dans l'observation 110, M. Villeneuve a employé le baume du Commandeur. Nous ignorons s'il y trouva des avantages particuliers. Le plus grand nombre des chirurgiens emploie le perchlorure de fer.

CHAPITRE V.

MANUEL OPÉRATOIRE.

Nous ne ferons que résumer les principaux manuels opératoires, les détails dans lesquels nous

______
(1) Centralb. f. Gynäk., 1882, n⁰ 6, p. 86.

sommes entré au sujet des méthodes et des moyens
employés nous dispensent de nous appesantir sur
les divers procédés.

1° *Méthode extra-péritonéale.*

I. M. Péan traverse le pédicule avec deux tiges
droites, rigides (broches spéciales), dans deux di-
rections réciproquement perpendiculaires, par exemple, de bas en haut et de droite à gauche. On devra
se ménager un pédicule suffisamment long pour
qu'on puisse le fixer dans l'angle inférieur de la
plaie sans exercer sur lui des tiraillements trop forts.
Pour faire les ligatures, traverser le pédicule d'avant
en arrière avec une aiguille à manche spéciale, of-
frant une encoche près de son extrémité, en ayan
soin de l'enfoncer perpendiculairement à l'axe de
l'utérus, et de la faire ressortir du côté opposé immédiatement *au-dessus* de la tige supérieure. Cela
fait, on engage une anse de fil métallique dans l'encoche de l'aiguille, puis on retire l'instrument :
l'anse, entraînée par l'aiguille, parcourt toute
l'épaisseur du pédicule et vient ressortir à la partie
antérieure. En coupant cette anse à son sommet, les
fils qui la constituent pourront être ramenés latéra-
lement et servir à faire deux ligatures étreignant
chacune une moitié du pédicule. Ces ligatures seront faites au moyen du serre-nœud de Cintrat ; les
fils de fer seront plus tard tordus, sectionnés, et les
ligateurs enlevés. Il est bon de placer au-dessous

des tiges une troisième ligature comprenant la totalité de l'épaisseur du col et faisant office de ligature de sûreté. Alors on peut exciser la tumeur, en ayant soin d'empêcher la pénétration des liquides dans la cavité du péritoine. La section ne doit pas être faite trop près de la ligature, on serait exposé à voir glisser facilement cette dernière. Elle ne doit pas être faite à une trop grande distance, on aurait une suppuration trop prolongée, la cicatrisation ne se produisant qu'après le sphacèle et la chute de cette partie du pédicule, en moyenne, à 2 à 3 centimètres au-dessus du lien constricteur. Souvent, à ce moment, les ligatures deviennent trop lâches, un écoulement sanguin se produit au niveau de la section, il faut augmenter suffisamment la constriction des serre-nœuds (qu'on a dû laisser en place), pour que l'hémorrhagie s'arrête. M. Péan conseille d'enlever en même temps les ovaires et les trompes, ces organes n'ayant plus d'utilité et pouvant devenir dangereux. L'abdomen, après la toilette minutieuse du péritoine, est ensuite fermé au-dessus du pédicule par des sutures alternativement profondes et superficielles, en allant de haut en bas, de l'ombilic vers le pubis.

Le pédicule a pu être touché par un cautère quelconque ou sa surface badigeonnée avec du perchlorure de fer. Ultérieurement, il pourra être utile de faire des lavages avec l'acide phénique ou le permanganate de potasse. L'écoulement des produits de la suppuration pouvant se faire par deux voies :

d'une part, par la plaie abdominale, d'autre part, par le vagin, il ne faudrait pas craindre, dans ce dernier cas, de passer un gros tube à drainage à travers le cul-de-sac postérieur du vagin, une extrémité ressortant au-dessus du pubis, l'autre étant maintenue fixée entre les cuisses de la malade. (Péan et Urdy. *Hystérotomie*, p. 210, etc.)

II. M. Spencer Wells a employé un procédé à peu près semblable à celui de Péan. Toutefois, M. Wells emploie, selon les cas, tantôt les clamps qu'il a fait construire, tantôt les ligateurs. Dans ces dernières années, surtout depuis la méthode antiseptique, il préfère le traitement intra-péritonéal (48e congrès de l'Association médicale, à Cambridge, en 1880) (1).

III. M. Kœberlé emploie pour la ligature du moignon le serre-nœud qu'il a fait construire et qu'il laisse en place presque jusqu'à la chute de la partie escharifiée du moignon. Au-dessus de l'anse de fil de fer et dans la même rainure, il place une ligature en fil de soie.

IV. M. Krassowski, de Saint-Pétersbourg, lie le pédicule avec un ligateur Cintrat, et le fixe à l'angle inférieur de la plaie. De plus, il place un drain dans la cavité de Douglas et le fait passer par le vagin (2).

V. M. Schwarz appliqua une ligature élastique sur le pédicule, fit l'ablation de la tumeur assez haut pour qu'on pût facilement fixer ce pédicule, sur le-

(1) Brit. med. Journ., 1880, t. II, p. 365, etc.
(2) Thèse de Raoult, loc. cit.

quel il tailla une manchette péritonéale. Cette manchette fut retroussée, une ligature élastique nouvelle placée sur le pédicule, et le premier lien, placé tout d'abord, fut enlevé. On sutura le péritoine de la manchette avec le péritoine pariétal, au niveau de l'incision abdominale. Si la tension est trop forte, rien n'empêche de fixer le pédicule lui-même aux lèvres de la paroi abdominale. Suture de l'abdomen et drain dans l'entonnoir pédiculaire (1).

VI. Moore de Rochester fait une incision circulaire sur la partie moyenne de la tumeur n'intéressant que le péritoine ; il dissèque le revêtement péritonéal au-dessous de l'incision. Il enlève la tumeur, lie les vaisseaux du pédicule, attire au dehors le revêtement péritonéal et le fixe dans la plaie abdominale. Le péritoine qui recouvrait la tumeur forme, pour ainsi dire, une coupe dans laquelle les liquides provenant du pédicule s'épanchent sans pouvoir entrer dans l'abdomen (2). E. Küster (de Berlin) emploie un procédé à peu près semblable, incisant d'abord le péritoine sur la sonde cannelée pour ne pas blesser les veines volumineuses qui sont au-dessous ; il lie à mesure ces vaisseaux avec du catgut, apres ablation de la tumeur, suture le péritoine de la tumeur au péritoine pariétal, draine le sac jusque dans le vagin et tamponne avec de la gaze iodoformée (3).

(1) Centralb. f. Gynäkologie, 1881, p. 291. Cité par Schwartz. Rev. de chir., 10 févr. 1883, p. 133.
(2) Letousey. Th. de Paris, 1879, p. 51.
(3) Centralb. f. Gynæk., 1884, n° 1.

VII. Hegar lie le col au-dessus de l'insertion vaginale au moyen d'une ligature élastique. Il emploie un double tube de caoutchouc noir de 5 à 6 millimètres de diamètre. Ces tubes par la traction se laissent amincir de moitié. Pour la mise en place de la ligature, il faut un certain exercice. Au moyen d'un cathéter, il s'assure contre la prise de la vessie, s'assure que ni intestins ni épiploon n'ont été compris, en libérant la place de la ligature avec le doigt. Pour tendre les tubes : serrer une des extrémités du tube entre le pouce et l'index de la main gauche qui repose par son bord cubital sur le mont de Vénus, tandis que l'autre main tend l'autre extrémité et conduit les tubes autour du col. Les parties tendues seront croisées et pressées ensemble avec les doigts de la main gauche ou avec une pince à large mors, tandis qu'avec la main droite on fait passer un fil de soie entre le pédicule et l'anse qu'on tire un peu. Sur ce premier nœud on en fait rapidement un second. On tend les bouts libres du tube, et on s'assure contre le relâchement consécutif par une autre ligature de soie. Au lieu de cette ligature faite avec les mains, il s'est servi plusieurs fois d'une petite bague de caoutchouc durci dans laquelle les tubes élastiques ne peuvent être introduits qu'après une extension considérable diminuant leur volume de plus de moitié. En cessant l'extension, le gros volume de l'extrémité libre des tubes les empêche de repasser par la bague. Si l'on veut assurer davantage encore les bouts libres de lanse, on les tend de chaque côté de la bague et on les lie avec de la soie. Si la ligature en masse ne paraît pas assez sûre ou si le pédicule est très volumineux, on peut placer deux ligatures partielles de calibre plus petit. Kleeberg pousse ces ligatures par la canule d'un trocart, mais la grosse ouverture de ponction se déchire facilement et entre les deux ligatures, peuvent se trouver des vaisseaux non liés. Kaltenbach a fait construire un instrument spécial formé d'une aiguille courbe et d'une canule fendue sur la moitié de sa longueur. Avec un fil de soie, on introduit dans la canule l'anse du tube, puis on visse l'aiguille sur cette canule. En tirant l'instrument auquel Hégar a ajouté une pince particulière, on tient les bords de l'anse un peu tendus, l'aiguille pointue pénètre en écartant, sans couper comme l'aiguille de Péan ; les tubes tendus passent intacts et l'on peut reconnaître facilement les deux bouts. Section de le tumeur à 5 ou 6 centimètres au-dessus de la ligature. En dernier lieu, entourer le moignon avec le péritoine : avec une aiguille et de la soie, on réunit le péritoine pariétal à la séreuse du moignon, dans l'angle inférieur de la plaie abdominale. La fixation extra-péritonéale du moignon s'obtient avec deux fortes aiguilles lancéolaires reposant sur le protective. Si un morceau de moignon trop considérable reste au-dessus des ligatures, on le diminue avec les ciseaux, sans trop s'approcher de la ligature, ou en cautérisant avec le Paquelin. Toucher ensuite le moignon avec une solution de chlorure de zinc à 3 ou 10 0/0 (1).

VIII. Thiersch emploie ce même procédé pour fixer les bouts du cordon de caoutchouc, il les fait passer dans un anneau de plomb de 5 millimètres de diamètre, après avoir entouré deux fois le pédicule, puis il écrase avec une forte pince ce tube de Galli d'un nouveau genre (2).

IX. Olshausen enroule deux fois autour du pédicule un tube élastique d'environ 6 millimètres d'épaisseur, le noue trois fois, et lie ensemble, avec de la soie, les deux extrémités ; pour plus de sûreté, il coud le tube au pédicule en deux points différents (3).

X. M. Pozzi (à qui nous avons emprunté plusieurs des détails précédents) emploie le lien élastique de son invention dont nous avons parlé, préalablement désinfecté, et le fixe avec un ligateur qu'il a également inventé (4) et dont nous avons donné la description au paragraphe des ligatures et matières employées. »

2° *Méthode intra-péritonéale.*

I. M. Spencer Wells exposa, en 1878, sa nouvelle pratique consistant à réduire le pédicule, et la con-

---

(1) Hegar et Kaltenbach. Operative Gynäkologie, t. II, p. 434, etc.
(2) Centralb. f. Gynäk., 1882, n° 40, p. 657.
(3) Deutsche Zeitschr. f. Chir., 1801, Bd 16, p. 180.
(4) Bull. de Soc. de chir., 1883, t. IX, n° 11, p. 889-896.

firma au 48ᵉ Congrès de l'Association médicale bri-
tannique, à Cambridge (1).

Il fixe solidement le pédicule dans une pince spéciale, inventée par lui. Après la section de la tumeur,
il lie le moignon en masse ou en portions séparées
et réunit très exactement les bords divisés du péritoine sur la plaie utérine par une suture ininter-
rompue, puis réduit le pédicule et rétablit l'occlusion
complète de la cavité péritonéale. Parfois, il fait la
ligature séparée des vaisseaux. La suture des bords
divisés du péritoine exigea, dans un cas, vingt-
quatre points de suture. Il préfère ne pas réunir les
surfaces muqueuses par des sutures, l'ouverture
laissée permettant au suintement sanguin qui se
produit de se faire par le vagin (2).

II. Billroth prend le pédicule dans un compresseur
spécial, avec lequel il forme une gouttière dans
laquelle il place le ou les fils, suivant l'épaisseur du
moignon. Puis il cautérise la surface de section
avec le Paquelin et réduit.

Weinlechner emploie à peu près le même procédé ; Lawson Tait également.

Czerny prépare une rainure sur le pédicule avec
un serre-nœud et un fil de fer ; il divise le pédicule
en deux et passe une double ligature de sa soie phéniquée particulière, qu'il place dans la rainure
formée (3).

(1) Brit. med. Journ., 1880, t. II, p. 373.
(2) *Idem.*
(3) Schwartz. Rev. de chir., 1883, n° 2, p. 135.

III. Karl Schröder fait l'amputation de l'utérus, près de l'orifice interne du col, de la manière suivante : la paroi abdominale ouverte, il attire avec des pinces de Museux ou d'autres semblables l'utérus et ses annexes. Il fait la ligature des deux artères utéro-ovariennes, liant tout le paquet vasculo-nerveux, puis la ligature des artères utérines, ce qui est plus difficile. La meilleure manière est de faire passer une aiguille chargée d'un double fil de telle façon qu'elle traverse du milieu du col dans le cul-de-sac vésico-utérin, et ensuite de faire passer chaque fil à un centimètre du col dans la base du ligament large. Il est indispensable de bien connaître la situation anatomique de l'artère, car on ne la sent pas battre. Ces ligatures faites, on sectionne les ligaments larges et l'utérus près de l'orifice interne du col. Ordinairement on n'a pas d'hémorrhagie, tout au plus la surface de la section du pédicule et le ligament rond donnent-ils un peu de sang, qu'on arrête avec des pinces. Pour plus de sûreté, on a placé un lien de caoutchouc de 5 millimètres d'épaisseur provisoirement sur le col. Quand on est assuré qu'il n'y a plus de danger, on coupe dans le pédicule un coin assez profond et on réunit, par une série de sutures, les deux lambeaux ainsi formés, sans toucher au péritoine. On commence par suturer la muqueuse utérine, puis les parties centrales du moignon; on continue, en se rapprochant petit à petit des parties périphériques ; on fait ainsi plusieurs étages de sutures, enfin on réunit séparément les deux feuillets du péritoine. Il y a d'ordinaire quelques irrégularités sur les bords, elles sont inévitables. Le lien élastique est enlevé, de nouvelles ligatures sont appliquées sur les points où se montre le sang. Quand l'hémostase est complète, on réduit le pédicule (1).

G. Léopold, Antal, Kovacs ont employé le procédé de Schröder. Kovacs, après la réduction du pédicule lié et suturé, draina le cul-de-sac de Douglas.

IV. Geza von Antal lie isolément les vaisseaux à a surface du moignon avec du catgut. Les faces opposées du pédicule, taillé en entonnoir, sont convexes, il réunit la plaie péritonéale au-dessus du moignon à l'aide de la suture du pelletier, faisant pénétrer le fil de 1 centimètre à 1 cent. 1/2 dans le tissu utérin. Alors la pression des surfaces du moignon l'une contre l'autre, en plus des ligatures isolées des vaisseaux, est suffisante pour empêcher toute hémorrhagie. Il fait la suture de la cavité utérine pour empêcher la pénétration de matières septiques du moignon utérin dans le péritoine. De plus, il fait la ligature atrophiante des ovaires pour arrêter le fonctionnement de l'appareil génital (2).

V. G. Fischer place sur le pédicule une ligature de caoutchouc qu'il fixe en liant les bouts avec de la soie phéniquée. De plus, il coud de chaque côté le lien élastique sur le moignon. Il sectionne transversalement au-dessus de ce lien, suffisamment haut

(1) Zeitschrift f. Geb. und Gynäk., 1881, Band VII, p. 213.
(2) Centralb. f. Gynäk., 1882, n° 30.

pour recourber la surface de section et en adosser les deux moitiés au moyen de sutures. Puis il réduit le pédicule suturé et entouré de son lien élastique.

VI. Olshausen a réduit la ligature élastique, sans faire de sutures pour réunir les faces du pédicule, afin d'éviter la septicémie. Ahlfeld réduisit la ligature élastique après l'avoir tendue et fixée au moyen de l'anneau de plomb employé par Thiersch.

3° *Méthode mixte avec drainage.*

I. Un procédé consiste à placer une ligature quelconque sur le pédicule, à réduire ce pédicule, mais à faire sortir les bouts de la ligature maintenus assez longs par l'angle inférieur de la plaie abdominale. L'observation (10) de Chambers en est un exemple : une corde à fouet servit à lier le moignon et les bouts firent le drainage.

II. Kleeberg, d'Odessa, après avoir serré le pédicule au moyen de deux ligatures élastiques distinctes, formées chacune de deux tubes de caoutchouc, maintint les extrémités de ces tubes dans l'angle inférieur de la plaie de l'abdomen ; de plus, il ajouta quatre autres drains de caoutchouc : tout l'appareil formait drainage.

III. Le pédicule lié et réduit, on place dans l'angle inférieur de la plaie un drain quelconque dont une extrémité touche au moignon et l'autre déverse au

dehors les liquides septiques et les matières putrides.
En 1881, Jules Bœckel employa ce moyen. Skene
Keith l'emploie souvent et fait usage d'un tube en
verre qui, en Angleterre, a pris son nom. Observations (95, 100, 101) de Keith. Obs. (135) de Walker,
qui emploie le drain ou tube de verre de Keith.
M. Terrier, dans un cas (obs. 129), employa deux
drains en caoutchouc.

IV. Freund, le 8 mai 1882, inventa un procédé
tout particulier. A la suite d'une ablation d'utérus,
après avoir cautérisé le moignon utérin et les deux
moignons formés par chaque ligament large, l'opérateur réunit ces trois moignons préalablement
traités par la ligature élastique, et les enferma dans
un condom en caoutchouc, dont l'extrémité fermée
fut coupée. Le condom fut fixé sur les trois pédicules réunis par un mince tube en caoutchouc, placé
immédiatement au-dessus de la principale ligature.
Un tube en verre, légèrement recourbé, fut introduit dans ce cylindre imperméable et souple pour
le soutenir; une extrémité de ce tube se trouvant
appliquée immédiatement sur le moignon, l'autre
extrémité avec celle du condom sortant par une
ouverture ménagée en faisant les sutures de la paroi
abdominale. Les extrémités des ligatures élastiques
furent attirées au dehors à travers le tube de verre,
à l'exception de la ligature fixant le condom. On mit
dans le tube de verre un tampon de ouate iodoformée, destinée à absorber les produits de sécrétion.
Le moignon utérin fut ainsi traité comme une plaie

ordinaire. La sécrétion était très faible, deux fois par jour on changeait le bourdonnet d'ouate. Le moignon ne se détacha et ne vint avec les ligatures, à travers l'appareil de drainage, que le cinquante-sixième jour.

V. Un procédé consiste enfin à réduire le pédicule (et à drainer par le vagin. Dans le cas de Moricke sobs. 93), la cavité utérine fut fermée par des sutures; un drain avait été introduit auparavant par cette cavité et poussé jusque dans le vagin. La mort survint, trois jours après l'opération, par une double paramétrite purulente. L'involution du corps de l'utérus était terminée, la muqueuse avait repris sa structure normale.

CHAPITRE VI.

STATISTIQUE.

Nous avons parcouru 156 observations dont on trouvera le résumé succinct à la fin de notre travail. Nous les avons divisées, autant qu'il a été possible, en myomectomies, hystérotomies, hystérectomies partielles et hystérectomies supra-vaginales.

Sur ces 156 observations, 154 ont des résultats connus. Ces 154 opérations ont donné 115 guérisons et 39 morts, ou 74,67 guérisons pour 100 opérations et par conséquent 25,33 morts.

Voici les résultats des diverses opérations :

I. — Résultats des diverses opérations.

Opération.	Nombre des cas.	Guérisons.		Mortalité.		Résultats inconnus.
		en tout.	pour 100.	en tout.	pour 100.	
Non précisée..	14	»	»	»	»	»
Myomectomie.	10	10	»	»	»	»
Hystérotomie.	2	2	»	»	»	»
Hystérectomie partielle....	34	22	66.66	11	33.33	1
Hystérectomie supra vagin.	96	73	76.84	22	23.16	1

La myomectomie donne de bons résultats. Quant à l'hystérotomie, il est impossible, n'ayant que deux observations, d'en tirer une conclusion quelconque.

L'hystérectomie partielle ne donnant que 66,66 guérisons pour 100 est inférieure à l'hystérectomie supra-vaginale qui donne 76,84 guérisons. Ce résultat est absolument en rapport avec le précepte formulé par M. Péan : « *Si l'opérateur rencontre une tumeur dont l'extraction doive entraîner la perte d'une portion notable du corps de l'utérus, celui-ci doit, sans hésiter, recourir à l'amputation supra-vaginale* (1). »

Au point de vue de l'emploi des diverses méthodes de traitement du pédicule, voici les résultats :

(1) Péan et Urdy. Hystérotomie, p. 212.

II. — Résultats des diverses méthodes.

Méthode de traitement du pédicule.	Nombre des cas.	Guérisons.		Mortalité.		Résultats inconnus.
		en tout.	pour 100.	en tout.	pour 100.	
Extra-périton.	89	72	82 75	15	17.25	2
Intra-périton.	42	25	59.53	17	40.47	»
Mixte avec						»
drainage...	12	9	75	3	25	»
Inconnue.....	13	9	»	»	»	»
Total. ...	156	115	74.67	39	25.32	2

La méthode extra-péritonéale donne donc 82,75 guérisons pour 100. Elle est bien supérieure à la méthode intra-péritonéale qui ne donne que 59,53 guérisons. Notons que notre statistique est sur ce point en désaccord avec celle de M. Schwartz publiée en 1883 dans la *Revue de chirurgie*. M. Schwartz avait trouvé que la méthode extra-péritonéale donnait 62 guérisons pour 100, et la méthode intra-péritonéale 63 ; il concluait à l'égalité des deux méthodes avec un léger avantage plutôt pour la méthode de réduction. Quant à la méthode mixte, elle donne 75 guérisons pour 100 ; elle se place donc entre les deux autres. Toutefois ses résultats la rapprochent davantage de la méthode extra-péritonéale.

Examinons maintenant les résultats que donne chacune de ces méthodes appliquée aux différentes sortes d'opérations.

III. — Méthode employée pour chaque sorte d'opération.

Opération.	Traitement. du pédicule.	Nombre des cas.	Guérisons.		Mortalité.	
			en tout.	p. 100.	en tout.	p. 100.
Hystérectomies sus-vaginales. 96	Extra-péritonéal.	60	50	83.3	10	16.6
	Intra-péritonéal.	24	16	66.6	8	33.3
	Mixte.	5	4	80.0	1	20
	Inconnu.	7	»	»	»	»
Hystérectomies partielles. 34	Extra-péritonéal.	21	17	80.95	4	19.05
	Intra-péritonéal.	8	3	37.5	5	62.5
	Mixte.	3	1	33.3	2	66.6
	Inconnu.	2	»	»	»	»
Hystérotomies. 2	Extra-péritonéal.	1	1		»	»
	Mixte.	1	1		»	»
Myomectomies. 10	Extra-péritonéal.	3	3	»	»	»
	Intra-péritonéal.	3	3	»	»	»
	Mixte.	1	1	»	»	»
	Inconnu.	3	»	»	»	»

Ces résultats nous montrent que pour les myomectomies, les hystérotomies, toutes les méthodes se valent. Toutefois, le nombre des observations est trop minime pour que ces résultats aient une valeur absolue.

Pour l'hystérectomie partielle, le traitement extra-péritonéal, donnant presque 81 guérisons pour 100, l'emporte de beaucoup sur le traitement par réduction qui ne donne que 37,5 guérisons. Le traitement mixte ne donne que le tiers de guérisons, il est donc très médiocre.

Pour l'hystérectomie supra-vaginale, le traitement extra-péritonéal l'emporte encore avec 83,3 guérisons pour 100, sur le traitement par réduction qui ne montre que 66,66 guérisons. Le traitement mixte est presque égal au traitement extra-péritonéal, en donnant les 4/5 de guérisons. Le traitement mixte avec drainage peut donc être employé avec avantages dans les hystérectomies supra-vaginales et doit être rejeté dans les partielles ; toutefois le nombre des cas enregistrés est bien minime.

Voici les résultats donnés par les divers procédés :

IV. — *Résultats des procédés.*

Procédé employé.	Nombre des cas.	Guérison.	Mortalité.
Extra-péritonéal.			
Clamp.................	17	16	1
Pr. de Kœberlé...........	20	19	1
Pr. de Péan...........	23	18	5
Pr. de Hégar............	6	6	0
Indéterminé.............	23	18	5
Réduction.			
Pr. de Schröder...........	13	10	3
Ligature simple...........	23	8	15
Ligature élastique..........	4	3	1
Mixte.			
Drain de verre...........	5	5	0
Drain par le vagin........	1	»	1
Indéterminé.	5	3	2

D'après les résultats de ce tableau dans la méthode extra-péritonéale, le procédé de Hégar (ligature élastique), n'ayant causé aucune issue funeste, paraît le meilleur ; le nombre des cas est malheureusement fort restreint. Le clamp et le serre-nœud de Kœberlé donnent de bons résultats, disons toutefois que souvent, en plus du clamp, une ligature quelconque avait été placée sur le pédicule. Le procédé Péan ne semble pas avoir donné entre les mains des imitateurs d'aussi bons résultat qu'entre celles de l'habile chirurgien.

Dans la méthode intra-péritonéale, le meilleur procédé parait être la ligature élastique, puis celui de Schröder. Quant à la simple ligature de chanvre, soie ou catgut sur le pédicule, elle a donné des résultats défavorables.

Dans la méthode mixte, le drain de verre semble être le meilleur procédé. Celui de Freund n'a pas encore fait ses preuves,

Examinons maintenant quelles sont les complications survenues pendant les jours consécutifs à l'opération, dans les cas où la terminaison définitive a été bonne,

Nous énumérerons successivement le numéro de l'observation correspondante, l'accident et sa date, Le traitement employé pour le pédicule, la cause de l'accident et les moyens employés pour y remédier.

COMPLICATIONS :

Obs.   14. — Hémorrhagie les deux premiers jours. Clamp
         Rétraction, on resserra le clamp.
     119. — Hémorrhagie les deux premiers jours. Clamp.
         Rétraction. Ligature de soie.
       5. — Hémorrhagie après vingt-quatre heures.
         Serre-nœud. Rétraction, on resserra l'anse.
     145. — Hémorrhagie après vingt-sept heures. Serre-
         nœud. Rétraction, on resserra l'anse.
      20. — Hémorrhagie après deux heures. Ligature de
         chanvre. Rétraction, Deuxième ligature.
     101. — Hémorrhagie. Fils de soie. Rétraction.
       3. — Hémorrhagie le neuvième jour. Serre-nœud.
         Chute de l'eschare. Perchlorure.
      63. — Hémorrhagie le sixième jour. Clamp. Vais-
         seaux des parois. Réouverture du ventre.
     111. — Hémorrhagies multiples, du douzième au
         vingtième jour. Extra-périt. Éponge oubliée
         qu'on retira.
      88. — Élimination de la ligature après quelques se-
         maines. Soie. Réduction.
      92. — Élimination de la ligature après six semaines
         Intra-périt.
     115. — Élimination de la ligature. Ligature élastique
         réduite. On la retira par le vagin.
     114. — Élimination de la ligature. Ligature élastique
         réduite.
     156. — Élimination de la ligature. Ligature élastique
         avec réduction.
      12. — Hernie ventrale, le quinzième jour. Extra-
         périt. Clamp.
     111. — Hernie ventrale, le vingtième jour. Extra
         périt. Eponge oubliée.
     149. — Hernie ventrale. Procédé de Péan. Obésité.
     152. — Hernie ventrale. Procédé de Hégar.
      16. — Fistule ventrale. Extra-péritonéale.
     151. — Fistule ventrale. Procédé de Hegar.
     129. — Fistule ventrale. Méthode mixte.

Amiot.   5

Obs. 156. — Fistule ventrale, le vingt-unième jour. Intra-péritonéal, à la suite d'abcès de la paroi.

97. — Traction du pédicule entraînant l'instrument dans le ventre. Clamp.

127. — Traction du pédicule entraînant l'instrument dans le ventre. Ligateur.

132. — Traction du pédicule entraînant l'instrument dans le ventre. Ligateur.

106. — Clapier autour du pédicule extra-péritonéal, causé par les broches.

144. — Clapier autour du pédicule. Ligature élastique. Causé par les broches.

88. — Écoulement sanguin par le vagin le dixième jour. Intra-péritonéal, coïncidant avec le retour de l'époque menstruelle.

110. — Écoulement sanguin, le dixième jour. Extra-péritonéal. Epoque menstruelle.

19. — Hématurie, Cystite suppurée. Intra-péritonéal. Lésion de l'uretère.

96. — Hématurie, albuminurie dès le premier jour. Extra-péritonéal. Kyste du rein.

5. — Thrombose fémorale le vingt-unième jour. Extra-péritonéal.

128. — Thrombose fémorale. Procédé de Hegar. La malade avait une affection du foie,

138. — Rentrée brusque du pédicule. Extra-péritonéal. On n'avait pas placé de broche, l'accident se produit à la suite d'un effort.

Sur 115 observations terminées par la guérison, 34 ont présenté des complications. Donc, dans plus du tiers des cas la guérison est momentanément entravée par quelque incident. L'accident le plus fréquent est l'hémorrhagie (9 cas) qui, à elle seule, cause plus du quart des complications. Six fois elle a été produite par la rétraction du pédicule, rendant le moyen de constriction insuffisant. Une fois, elle s'est produite à la chute de l'eschare. Une seule fois elle venait des vaisseaux des parois de l'incision abdominale. Dans tous ces cas le traitement extra-péritonéal avait été employé.

Vient ensuite, par ordre de fréquence, l'élimination de la ligature élastique qui, ayant joué le rôle de corps étranger, a déterminé de la suppuration. Cette complication se produisit dans cinq cas : quatre à la suite de l'emploi du tube élastique, une fois avec de la soie. Dans tous ces cas, le traitement intra-péritonéal avait été employé.

Puis la hernie ventrale dans 4 observations où la méthode extra-péritonéale avait été choisie.

La fistule ventrale dans 4 cas, dont 2 avec méthode intra-péritonéale, 1 avec méthode mixte, avec méthode intra-péritonéale (causée par l'élimination de la ligature réduite).

La tension exagérée du pédicule a entraîné dans 3 cas les instruments de contention dans le ventre, 2 fois on avait employé un ligateur, une fois le clamp.

Une complication sur laquelle on a fort peu insisté jusqu'à présent s'est produite dans deux observations. C'est un écoulement sanguin par le moignon coïncidant avec le retour de l'époque menstruelle et durant plusieurs jours. Dans un cas les annexes de l'utérus avaient été enlevées, dans l'autre un ovaire avait été laissé. Dans l'obs. 110, on avait employé la méthode extra-péritonéale. Dans l'obs. 88, on avait réduit le pédicule. Un écoulement de sang se fit par le vagin, d'abord sang dilué, puis noir, épais, fétide ; il en résulta des phénomènes septicémiques pendant un mois qui n'empêchèrent cependant pas la guérison, mais la retardèrent.

Dans deux cas, on observa une thrombose fémorale ; une des malades avait une affection du foie.

Deux fois, il y eut des troubles dans l'appareil urinaire. Une malade ayant eu un uretère lésé pendant l'opération eut de l'hématurie et une cystite suppurée, l'autre malade avait un volumineux kyste du rein droit, elle eut de l'hématurie et de l'albuminurie; l'opérateur Skene Keith attribua ces accidents à l'action du spray phéniqué sur un rein aussi malade. Dans deux cas seulement, les broches déterminèrent autour du pédicule la formation d'un clapier où séjourna le pus avec quelque dommage pour la malade. Cette complication qu'on a tant reprochée à la méthode extra-péritonéale paraît donc surtout être théorique.

Si maintenant nous recherchons les causes de la mort dans les observations que nous avons compulsées, nous trouvons ces causes notées 29 fois sur 39 cas de mort.

Causes de la mort. — Dans 6 cas, péritonite. Dans cinq cas on avait pratiqué l'hystérectomie supra-vaginale (Obs. 34, 41, 147, 42, 90) ; dans 2 cas, traitement extra-péritonéal (Obs. 41 et 147); dans 1 cas, traitement intra-péritonéal (Obs. 34). La mort survint 4 à 8 jours après l'opération, sauf dans un cas de péritonite septique où elle survint après trente heures.

Dans 5 cas, hémorrhagie (obs. 30, 67, 84, 117, 133). Dans 2 cas, on avait fait l'hystérectomie supra-vaginale; dans 2, l'hystérectomie partielle; dans 4 observations, le pédicule avait été traité par la méthode intra-péritonéale, dans 1 seule par l'extra-péritonéale (obs. 117). La mort survint dans les trois premiers jours.

Dans 4 cas, septicémie (obs. 26, 48, 56, 81); dans 3 cas, l'hystérectomie supra-vaginale avait été employée; dans 1, l'hystérectomie partielle. Le pédicule avait été traité 3 fois par la méthode intra-péritonéale, 1 fois par l'extrapéritonéale.

Dans 3 cas, shock (obs. 29, 121, 131), le pédicule avait été traité par la méthode extra-péritonéale dans 2 cas, par la méthode mixte dans 1 cas. La mort survint de deux à trois heures après l'opéra-tion.

Dans 2 cas, urémie (obs. 10, 86); dans le premier cas, un uretère fut lié; dans le second, la malade avait un mal de Bright.

Dans 1 cas, tétanos (obs. 2), hystérectomie supra-vaginale, traitement extra-péritonéal. Mort le sep-tième jour.

Dans 1 cas, double paramétrite purulente (obs. 93), hystérectomie partielle avec traitement mixte. Mort cent onze jours après l'opération.

Dans 1 cas, double embolie pulmonaire (obs. 62),

hystérectomie sus-vaginale, qui guérissait quand la mort survint brusquement.

Dans 1 cas, entérite localisée (obs. 77), hystérectomie supra-vaginale avec traitement extra-péritonéal.

Dans 1 cas, hémorrhagie cérébrale (obs. 139), hystérectomie supra-vaginale chez une femme ayant la circulation en mauvais état, de l'athérome artériel.

Les autres causes de mort furent : obs. 120, perte de sang chez une malade très anémiée ; obs. 130, évacuations alvines chez une femme venant des colonies ; obs. 58, mort subite dans la nuit, suite de l'action chirurgicale exercée sur l'utérus.

De cette statistique, nous pouvons tirer les conclusions suivantes :

La cause de mort la plus fréquente est la péritonite (6 fois sur 29 morts avec cause connue). Dans un cinquième des cas se terminant d'une manière funeste, elle est la cause ; le nombre des observations n'est pas suffisant pour pouvoir dire avec quelle méthode de traitement du pédicule elle se produit surtout.

Vient ensuite l'hémorrhagie. Sur 5 cas, dans 4 on avait employé la méthode intra-péritonéale, dans 1 seul cas la méthode extra-péritonéale, l'hémorrhagie survint à la suite d'un effort, le ligament large gauche s'étant déchiré, on rouvrit le ventre et lia, mais la malade succomba à cette complication (Obs. 117). Ces résultats montrent combien l'hémorrhagie est à craindre avec la méthode intra-péritonéale, puisque sur 11 cas de mort à la suite de réduction du pédicule, 4 fois l'issue néfaste fut causée par l'hémorrhagie, c'est-à-dire dans plus du tiers des cas.

La septicémie causa 4 morts, 3 fois on avait réduit le pédicule. Ce danger est donc, après l'hémorrhagie, le plus fréquent et le plus à craindre dans la méthode intra - péritonéale. La méthode rivale compte beaucoup moins de cas de mort à la suite de ces deux accidents.

Le shock ne causa que 3 morts ; c'est un danger dont les chirurgiens ont appris de plus en plus à préserver leurs opérées. L'urémie causa 2 morts. Dans un cas un uretère avait été lié, dans l'autre on trouva à l'autopsie les reins contractés, dans les deux les malades furent emportées moins de 24 heures après l'opération. Le dernier cas (Obs. 86), de Bantock, vient à l'appui des travaux de M. le professeur Verneuil, sur la gravité des opérations pratiquées chez des brightiques ; également encore, l'observation de M. Lucas-Championnière, avec mort, chez une femme venue des colonies.

Nous voyons encore, par cette statistique des cas de mort, que les accidents funestes à craindre, après une opération d'hystérectomie, se rangent, au point de vue du temps écoulé, dans l'ordre suivant : Dans les 24 premières heures, le shock est à redouter, puis l'hémorrhagie dans les jours suivants, jusqu'au 5°. Du 4° ou 8° jour, c'est la péritonite, et enfin à partir du 6° au 8° jour, la septicémie.

CHAPITRE VII.

INDICATIONS. — CONTRE-INDICATIONS. — CONCLUSIONS.

En 1873, l'hystérectomie donnait, d'après M. Boinet : 23,8 guérisons pour 100, c'est-à-dire une mortalité énorme de 76,2 pour 100.

En 1875, M. Pozzi, dans sa thèse d'agrégation, notait 119 cas avec 77 morts et 42 guérisons. La mortalité était encore de 64,7 pour 100.

En 1879, M. Letousey réunit 84 cas, avec 48 guérisons et 36 morts. La mortalité tombait à 43 pour 100.

En 1882, au congrès de Boston, M. Knowsley Thornton, réunissant les statistiques des principaux opérateurs, notait 221 cas avec 131 guérisons et 90 morts. La mortalité était donc de 40 pour 100.

En 1883, M. Schwartz, dans la *Revue de Chirurgie :* 120 cas avec 75 guérisons et 45 morts, ou mortalité de 37,5 pour 100.

Nous-même, apportons aujourd'hui 154 observations nouvelles, avec résultats connus, donnant 115 guerisons et 39 morts, par conséquent : mortalité, 25,32 pour 100.

Ces résultats, cette proportion de 74 guérisons pour 100 opérations, justifient, et même au delà,

les réserves faites jadis par M. le professeur Richet
devant l'Académie, qui était sur le point de proscrire
l'hystérectomie. Combien y a-t-il d'autres opérations qui ne donnent pas de meilleurs résultats ? Et
nous ne parlons pas seulement de la myomectomie,
mais de l'hystérectomie supra-vaginale, qui donne
76,84 guérisons sur 100.

Pouvons-nous maintenant porter un jugement
sur les différentes méthodes de traitement du pédicule ?

Les résultats du tableau II nous permettent de
dire : qu'actuellement, avec les procédés dont dis-
pose le chirurgien, la méthode extra-péritonéale est
la meilleure (82,75 guérisons pour 100); après vient
la méthode mixte avec drainage (75 guérisons pour
100), et bien au-dessous, la méthode intra-péritonéale (59,53 guérisons pour 100).

M. Spencer Wells, dont l'autorité est si grande
en ces questions, a soutenu fortement la méthode
intra-péritonéale au congrès de Cambridge en 1880,
et donné sa statistique, depuis 1878, comprenant
3 morts sur 15 opérations, dont 5 cas d'incisions
ou de ponctions. Cela donne 3 morts sur 10 ablations de tumeurs utérines, résultat inférieur à celui
de la méthode extra-péritonéale. Nous avons vu
que les résultats donnés par Schröder et ses imitateurs ne sont pas meilleurs et pourtant on peut les
considérer comme obtenus par les derniers perfec-
tionnements actuels de la méthode intra-péritonéale.
Hegar est revenu à la méthode extra-péritonéale et

en a retiré de meilleurs résultats. Pour Granville Bantock, « *ce serait ne pas écouter les leçons de l'expérience que de continuer à abandonner la ligature dans la cavité abdominale* (1). »

Quant au procédé à appliquer pour le traitement du pédicule au dehors? le clamp, le serre-nœud de Kœberlé, le procédé de Hégar donnent des résultats à peu près semblables. Nombre de chirurgiens anglais et américains préfèrent le serre-nœud de Kœberlé. Nous croyons que le procédé de Hégar (ligature élastique avec broches) ou celui de Pozzi sont ceux qui assurent le mieux contre l'hémorrhagie. Les observations ne sont pas assez nombreuses encore pour être affirmatif sur ce point.

Notons que la méthode mixte avec drainage donne des résultats satisfaisants, et que, dans certains cas, le procédé de Freund ou le tube de verre de Skene Keith semblent appelés à rendre d'utiles services.

Quant aux indications suivant le genre de tumeur de l'utérus ; les résultats des observations publiées, les opinions des divers chirurgiens nous permettent, croyons-nous, de conclure ainsi :

1° Dans les cas de tumeur sous-séreuse, pédiculée, quand il s'agit de pratiquer une myomectomie, toutes les méthodes, tous les procédés sont à peu près de même valeur, et la réduction peut être utilement

(1) Lecture au congrès de Worcester, août 1882 (Brit. med. Journ., 36 août 1882, p. 364.

employée, car elle diminue la longueur de la guérison.

2° Dans les cas de tumeur interstitielle, quand on
pratique une hystérotomie, il en est de même. Le
procédé, consistant à lier chaque vaisseau avec du
catgut, de la soie, à suturer la plaie et le péritoine,
et à réduire, nous semble préférable.

3° Dans les cas d'hystérectomie partielle (nous
croyons tout d'abord qu'il vaudra mieux faire une
hystérectomie supra-vaginale, suivant le conseil de
M. Péan), une alternative se présente: ou le pédicule peut être attiré au dehors sans tractions trop
violentes, et alors la méthode extra-péritonéale sera
bien préférable, ou il ne pourra pas être mobilisé
suffisamment, on sera forcé de le réduire, alors la
méthode mixte avec drainage rendra d'utiles services.

4° Dans les cas d'hystérectomie supra-vaginale :
même alternative. Si on peut attirer le pédicule au
dehors, employer la méthode extra-péritonéale (procédé de Hegar ou de Pozzi). Si c'est impossible,
méthode mixte avec drainage.

PIÈCES A L'APPUI. — Observations.

Nous avons parcouru un certain nombre d'observations parues en France ou à l'étranger. Nous en
transcrivons ici les résumés succincts, ne notant
guère que ce qui concerne le traitement employé

pour le pédicule. Nous les avons rangées, autant que possible, par ordre chronologique, suivant la date de leur publication. Nous devons remercier ici M. Chpoliansky, qui, par sa connaissance de la langue allemande, nous a été fort utile.

OBSERVATION 1. — Mann. (Am. Journ. of obstetrics, t. VI, p. 622. Février 1874.) Femme de 28 ans. Diagnostic : Kyste de l'ovaire. On trouve une tumeur cystique de l'utérus. Clamp sur le pédicule. Cautérisé au fer rouge. Perchlorure de fer. Lavages de la cavité péritonéale, deux fois par jour, par une ouverture à l'angle inférieur de la plaie abdominale. Guérison après trente-quatre jours.

OBS. 2. — R. Chadwick. (Boston med. and Surg. Journ. 4 nov. 1875.) Femme de 54 ans. Fibrome de 4 livres. Clamp de Sp. Wells, sur le col utérin et les deux ligaments larges. Morte le septième jour de tétanos. Ni péritonite, ni suppuration du petit bassin.

OBS. 3. — Thomas Keith. (Edinburgh, med. Journ., p. 784, mars 1876.) 40 ans. Tumeur fibro-cystique de huit livres. Serre-nœud de Kœberlé sur le col utérin, broche. Trompes ovaires enlevés. Guérison. Le neuvième jour chute de l'eschare, hémorrhagie violente par la plaie. Compression perchlorure de fer.

OBS. 4. — Gilman Kimbal. (Boston med. and surg. Journ., 31 août 1876.) 48 ans. Kystes multiples de l'utérus et du igament large gauche. Ecraseur sur le col maintenu au dehors. Guérison (citée par M. Letousey).

OBS. 5. — Kocher (de Berne). (Corresp. Blatt. f. Schweiz. Aerzte, 1877, p. 693.) Fille, 36 ans. Tumeur fibro-cystique. Ecraseur de Kœberlé sur le col, pédicule maintenu au dehors, suturé avec les bords de la plaie abdominale. Le lendemain, rétraction du pédicule, sécrétion sanguinolente. Vers le vingt-unième jour, thrombose de la veine fémorale droite. Guérison (citée par M. Letousey).

OBS. 6. — Lawson Tait. (British medical Journal, janv. 1878, p. 15.) Myôme utérin causant une obstruction intestinale. Guérison.

Obs. 7. Lawson Tait (id.). Femme de 45 ans. Myôme mou, volumineux. Clamp. Mort le cinquième jour.

Obs. 8. — Lawson Tait (id.). Femme de 41 ans. Fibromes multiples, volumineux. Mort le troisième jour.

Obs. 9. — Lawson Tait (id.). Tumeur de nature douteuse. Clamp. Guérison.

Obs. 10. — Thos. Chambers. (Brit. med. Journ., mars 1878, p. 414.) 36 ans. Fibromyôme. Ligature avec corde de fouet sur le pédicule lié en deux parties. Bouts de la ligature ramenés au dehors, formant drainage avec réduction. Mort vingt-six heures après. Un uretère avait été compris dans la ligature.

Obs. 11. — Delacamp (de Hambourg). (51ᵉ congrès des naturalistes, à Cassel; sept. 1878.) Fibrome de dix livres. Méthode de Péan. Guérison.

Obs. 12. — P. Mueller (de Berne). (Corresp. Blatt. f. Schweiz. Aerzte, 15 décembre et 1ᵉʳ novembre 1878, p. 609 et 642.) Fille de 48 ans. Fibromyôme du volume d'une tête d'enfant. Clamp modèle de Sp. Wells, mais trois fois plus grand et plus fort sur le col. Le quinzième jour, rupture de la paroi, hernie intestinale, épanchement considérable dans le cul-de-sac de Douglas. Evacuation par les gardes-robes. Guérison.

Obs. 13. — Mueller (id.). Femme de 57 ans. Sarcome du corps de l'utérus. Clamp semblable au précédent sur le segment inférieur de l'utérus et les deux ligaments. Cautérisation du moignon. Clamp retiré le quinzième jour. Guérison.

Obs. 14. — Mueller (id.). Fille de 49 ans. Fibromes. Clamp. Hémorrhagie les deux premiers jours par le pédicule, arrêtée en resserrant le clamp. Le cinquième jour phlegmon de l'extrémité supérieure de la plaie abdonimale. Guérison.

Obs. 15. — Schröder. (Berlin. Klin. Wochens., fév. 1879, p. 531.) Sarcome utérin. Col perforé avec une aiguille munie d'un fil double lié, réunion de la partie antérieure à la partie postérieure. Guérison.

Obs. 16. — Mikulicz. (Wien. med. Wochens., 1879, p. 513.) Femme de 39 ans. Fibromyôme volumineux. Ligateur à l'union du corps au col. Corps utérin, ovaire, trompe droite enlevés. Conserve à l'abdomen une fissure aboutissant au moignon. Guérison.

Obs. 17. — Hermann Lôssen.(Berlin. Klin.Wochens., 1879, no 14, p. 193.) Femme de 50 ans. Fibromyômes mult ples. Chaîne d'écraseur sur le col embrassant les ligaments larges Broches en croix. Le trentième jour, section avec des ciseaux du pédicule rétracté dans un entonnoir. Guérison.

Obs. 18. — Thomas Savage. (Brit. med. Journ., 17 mai 1879, p. 736.) Fille de 37 ans. Tumeur formant trois masse. Clamp au-dessus du col. Guérison rapide.

Obs. 19. — E. Kuester. (Berlin Klin. Wochens., juin 1879, p. 360.) Femme de 49 ans. Myôme diffus kystique. Hystérectomie supra-vaginale. Résection en coin du pédicule, réunion par sutures au catgut. Hématurie, suivie de cystite suppurée pendant la guérison (probablement par suite de lésion de l'uretère). Guérison.

Obs. 20. — T. Gaillard Thomas. (Amer. Journ., of obstetrics, 1879, p. 355.) Femme de 40 ans. Fibrome. Huit à dix vaisseaux du volume de l'artère humérale entièrement libres vont de la tumeur au gros intestin, comme des cordes tendues; section entre deux ligatures. Pédicule lié en deux parties avec un fil de chanvre, maintenu au dehors. Deux pheures après hémorrhagie à la surface du pédicule insuffi samment serré. Deuxième ligature. Guérison.

Obs. 21. — Thornley Stoker. (Brit. med. Journ., 1880 février, p. 284.) Femme de 36 ans. Diagnostic incertain. Col transfixé, serré par deux ligatures de soie, utérus et ovaire droit enlevés. Tube de verre formant drainage. Guérison.

Obs. 22. — E. Bœckel. (Gaz. med de Strasbourg, 1880, p. 72.) Femme de 33 ans. Tumeur fibro-cystique. Pédicule réduit. Guérison en huit jours.

Obs. 23. — Godson. (Brit. med. Journ., mai 1880, p. 698.) Femme de 30 ans. Corps fibreux pédiculé. Clamp temporaire, en tirant sur le clamp, le moignon se déchira, l'utérus retomba dans le bassin, hémorrhagie fort minime. Guérison.

Obs. 24. — Knowsley Thornton. (Brit. med. Journ., mai 1880, p. 698.) Hystérectomie complète. Ablation des deux ovaires. Guérison.

Obs. 25. — K. Thornton (id.). Corps fibreux sessile, ablation, sans ouvrir la cavité utérine, ablation d'un ovaire. Guérison.

Obs. 26. — Bantock (id.). Tumeur de 2 livres. Pédicule

formé par le corps de l'utérus lié et abandonné dans l'abdomen. Mort par septicémie : la surface saignante du moignon communiquant par un canal ouvert à travers le col.

Obs. 27. — Bantock (id.). Fibrome de 12 livres souspéritonéal. Pédicule maintenu à l'extérieur. Guérison.

Obs. 28. — Brüntzel. (Breslauer Aerzt. Zeit., 1880, n^{or} 8 et 9.) Ablation de l'utérus. Pédicule suturé avec de la soie, abandonné dans l'abdomen. Guérison.

Obs. 29. — E. Montgomery. (Amer. Journ. of Obst., 1880, p. 618.) Maria B., 53 ans. Fibromes multiples de douze livres. Fil de fer sur le col, fils de fer sur chacun des ligaments larges. Réduction, drainage avec tube de verre. Mort cinquante-trois heures après, par le shock, suite de mauvaises conditions de circulation (aorte athéromateuse).

Obs. 30. — Thornburn. (Brit. med. Journ., novembre 1880, p. 851.) Fibrome volumineux. Fortes ligatures de soie sur le col allongé et aminçi. Le troisième jour, mort en quelques heures. Sang dans le bassin, on ne peut trouver la source de l'hémorrhagie.

Obs. 31. — Arthur Eddowes. (Lancet, février 1881, p. 212.) Femme de 37 ans. Tumeur fibro-cystique. Ligature au catgut sur la base de la masse, pédicule abandonné dans le ventre. Mort trois heures après.

Obs. 32. — E. Schwarz. (Arch. f. Gynäk., 1881, t. XVII, p. 424.) Femme de 49 ans. Diagnostic : Kystes de l'ovaire. On trouve un fibromyôme de l'utérus. Ligature élastique. Réduction. Guérison.

Obs. 33. — Kasprzik. (Centrabl. f. Gynäk., 1881, p. 252.) Femme de 59 ans. Carcinome. Méthode de Hégar. Guérison.

Obs. 34. —P. Ruge. (Berlin. Klin. Wochens., février 1881, p. 86.) Femme de 64 ans. Diagnostic : Kyste de l'ovaire. On trouve un fibromyome utérin. Col suturé et réduit, marche bonne pendant quelques jours, puis péritonite et mort.

Obs. 35. — A. Martin. (Berlin. med. Wochens., février 1881, p. 86.) Fibromyôme gros comme une tête de fœtus. Ligature élastique sur le col. Méthode (?). Guérison.

Obs. 36. —Martin. (Berlin. Klin. Wochens., 14 mars 1881. Ablation de l'utérus. Méthode de Schröder. Guérison.

Obs. 37. — Martin (id). Ablation de l'utérus. Méthode de Schröder. Mort.

Obs. 38. — Wasseige. (Bull. Acad. de Belgique, 1881, t. XI, n° 4.) Femme de 38 ans. Tumeur kystique. Constricteur de Maisonneuve, appliqué sur une partie de l'utérus. Extra-péritonéal. Guérison.

Obs. 39. — Beauregard (du Havre). (Bull. Soc. de chir., 1881, p. 614.) Femme de 37 ans. Fibrome sur la base de la tumeur, on place deux clamps se joignant à peine, le pédicule ayant 18 cent. de large. Section avec chaîne d'écraseur. Hémorrhagie qu'on parvient à arrêter. Ligature de caoutchouc plein de 1/2 centimètre de diamètre, placée au-dessous des clamps. On laisse les clamps plonger dans le ventre. Hiatus de la plaie abdominale comblé avec une éponge. Ecoulement sanguin par le vagin, tamponnement du vagin. Le troisième jour pansement, l'éponge a l'odeur de gangrène, on la retire, la remplaçant par deux drains. Guérison le vingt-cinquième jour.

Obs. 40. — Thomas. (New-York, med. Journ., juin 1881, p. 694.) Tumeur solide adhérente à l'utérus. Clamp sur la base de la tumeur et le col utérin. Une portion de tumeur resta ; drainage, cautérisation du pédicule. Guérison.

Obs. 41. — Thomas (id.). Tumeur presque du volume de la tête, à contenu fluide, attachée fortement à l'utérus. Même traitement que dans le cas précédent. Une portion de la tumeur fut laissée adhérente aux intestins, une autre portion adhérente au fond du bassin, laissée également. Le cinquième jour mort de péritonite.

Obs. 42. — Gusserow. (Berlin Klin. Wochens., sept. 1881, p. 541.) Myôme interstitiel. Ablation du corps de l'utérus. Col cousu. Traitement (?). Mort huit jours après de péritonite.

Obs. 43. — Gaillard Thomas. (Amer. Journ., of Obst., 1881, p. 875.) Tumeur fibro-kystique de 40 livres. Ablation pièce à pièce avec les ciseaux. Ligature du pédicule. Réduction. Guérison.

Obs. 44. — Atthill. (Brit. med. Journ., janvier 1882, p. 133.) Tumeur épithéliomateuse du corps de l'utérus. Ablation d'une grande partie du corps utérin. Traitement (?). Mort trente heures après, par péritonite septique.

Obs. 45. — Millot Charpentier. (Bull. Soc. de chir., 8 février 1882, p. 93.) Femme de 21 ans. Diagnostic : Kyste de l'ovaire. On trouve un kyste de l'ovaire et un myôme utérin. Ablation des deux. Ligature sur les deux pédicules. Réduction. Guérison.

Obs. 46. — Schröder (de Berlin). (Med Times and Gaz., mars 1882, p. 260.) Carcinome du corps de l'utérus. Ablation du corps. Méthode de Schröder. Réduction. Guérison.

Obs. 47. — Schröder (id.). Carcinome du corps. Ablation. Méthode de Schröder. Guérison.

Obs. 48. — Schröder (id.). Carcinome du corps de l'utérus. Ablation. Même méthode. Mort de septicémie.

Obs. 49. — Schröder (id.). Sarcome du corps de l'utérus. Même méthode. Guérison.

Obs. 50. — Schröder (id.). Sarcome du corps de l'utérus. Même méthode. Guérison.

Obs. 51. — Bantock. (London Obstetric. Transactions, 1882, p. 47.) Femme de 45 ans. Fibrome de 12 livres. Serre-nœud de Kœberlé sur le pédicule maintenu au dehors, dans l'angle inférieur de la plaie abdominale, par deux broches. Guérison.

Obs. 52. — Bantock (id.). Femme de 40 ans. Fibrome de 6 livres. Ablation des deux ovaires. Même traitement pour le pédicule. Guérison.

Obs. 53. — Bantock (id.). Femme de 38 ans. Tumeur de 4 livres 1/2. Ovaires liés séparément. Même traitement du pédicule utérin. Guérison.

Obs. 54. — Bantock (id.). Femme de 42 ans. Tumeur de 3 livres 1/2. Ovaire gauche compris dans le pédicule. Même traitement. Guérison.

Obs. 55. — Bantock (id.). Femme de 36 ans. Tumeur d'une livre, en dégénérescence kystique. Ablation des ovaires. Même traitement du pédicule utérin. Guérison.

Obs. 56. — Dawson. (New-York, med. Journ., mars 1882, p. 294.) Négresse de 39 ans. Tumeurs fibreuses volumineuses. Hystérectomie supra-vaginale. Clamp. Morte le sixième jour de septicémie, attribuée par l'opérateur aux tractions excessives sur le pédicule et à la pression énorme du clamp, ayant favorisé l'absorption des matières septiques.

Amiot.   6

Obs. 57. — Andrew Currier. (New-York, med. Journ., mars 1882, p. 254.) Femme de 27 ans. Tumeur kystique multiloculaire de l'ovaire avec adhérences très fortes à l'utérus nécessitant son ablation. Clamp de G. Thomas sur le col. Cautérisation. Drainage. Guérison.

Obs. 58. — Queirel (de Marseille). (Bull. Soc. de Chir., mars 1882, p. 243.) Femme de 42 ans. Kyste de l'ovaire droit, fibrome utérin. Serre-nœud de Cintrat sur le col, pédicule de l'ovaire lié et abandonné. Rupture d'un kyste de l'ovaire gauche, du pus fétide se répandit dans l'abdomen ; excision de ce kyste, ligature abandonnée. Morte dans la nuit subitement, par suite de l'action chirurgicale opérée sur l'utérus (d'après M. Duplay).

Obs. 59. — Meredith. (Brit. med. Journ., avril 1882, p. 580.) Fibrome de 6 livres. Ablation avec les deux ovaires. Serre-nœud de Kœberlé sur le col, broches. Issue ?

Obs. 60. — Laroyenne et Solier. (Lyon médical, 7 mai 1882.) Malade de 26 ans. Kyste de l'ovaire droit, adhérant intimement à l'utérus. Ovariotomie. Hystérectomie supra-vaginale, méthode extra-péritonéale. Guérison.

Obs. 61. -- Atthill. (Brit. med. Journ., mai 1882, p. 782.) Femme de 58 ans. Corps de l'utérus volumineux, pertes sanguines. Ligature sur le col, cautérisation. Réduction. Mort vingt-quatre heures après. L'utérus était épithéliomateux.

Obs. 62. — Odebrecht. (Berlin, Klin. Wochens., juin 1882. p. 317.) Myôme volumineux. Ligatures sur les ligaments larges. Pédicule utérin lié avec des fils ordinaires et réduit. Le huitième jour la plaie abdominale s'ouvrit sur une longueur de 5 cent. Elle guérissait, quand la malade mourut brusquement d'une embolie pulmonaire double.

Obs. 63. — Andrew Clark. (Lancet, juillet 1882, p. 45.) Femme de 42 ans. Tumeur cystique. Clamp sur le col, maintenu au dehors. Pédicules ovariens liés avec soie phéniquée et abandonnés. Le sixième jour, symptômes d'hémorrhagie. On ouvre le ventre de nouveau, le sang venait de quelques vaisseaux des parois abdominales, on les lia et referma le ventre. Guérison.

Obs. 64. — Carter. (Brit. med. Journ., juillet 1882, p. 171). Fibrome de 16 livres. Serre-nœud de Kœberlé sur le pédicule. Issue?

Obs. 65.—Klotz (de Innsbrück). (Wien. mediz. Wochens., 1882, n° 49, p. 1450.) Fibro-myôme à large base. Les parties de l'utérus sectionné sont fixées à la paroi abdominale avec des fils métalliques, péritoine fixé de chaque côté. Excavation bourrée de gaze iodoformée. Guérison.

Obs. 66. — Kœberlé. (Gaz. méd. de Strasbourg, 1882, p. 32.) Enorme tumeur fibreuse du corps utérin. Ligatures de soie sur les vaisseaux de chaque ligament large abandonnées. Sillon formé sur le pédicule utérin avec le serre-nœud, puis fort fil de soie serré dans le sillon; on retira le fil de fer. Réduction. Guérison.

Obs. 67. — John Williams (de Londres). (Brit. med. Journ., 1882, t. II, p. 364.) Fibrome de 28 livres. Ligaments larges sectionnés. Col lié avec une corde de fouet. Réduction. Mort causée par une hémorrhagie d'une artère ovarienne.

Obs. 68. — Wallace (de Liverpool). (Brit. med. Journ., 1882, t. II, p. 364.) Tumeur utérine enlevée. Vaisseaux liés à mesure qu'on les sectionnait. Clamp. Guérison probable.

Obs. 69. — Granville Bantock. (Brit. med. Journ., août 1882, p. 364.) Femme de 38 ans. Fibrome kystique de 11 liv. 9. Serre-nœud de Kœberlé. Guérison.

Obs. 70. — Gr. Bantock (id.). Femme de 40 ans. Fibrome dur. Ablation de la tumeur et des deux ovaires. Même traitement. Guérison.

Obs. 71. — Gr. Bantock (id.). Femme de 45 ans. Fibromes de 11 livres. Hystérectomie supra-vaginale comprenant les deux ovaires. Même traitement. Guérison.

Obs. 72. — Gr. Bautock (id.). Femme de 55 ans. Tumeurs des deux ovaires, fibromes utérins. Hystérectomie supra-vaginale et double ovariotomie. Même traitement. Guérison.

Obs. 73. — Gr. Bantock (id.). Femme de 42 ans. Tumeur fibro-cystique de 2 livres. Hystérectomie supra-vaginale. Ablation des deux ovaires. Même traitement. Guérison.

Obs. 74. — Gr. Bantock (id.). Malade de 38 ans. Tumeur fibro-cystique de 4 liv. 8. Hystérectomie supra-vaginale. Même traitement. Guérison.

Obs. 75. — Gr. Bantock (id.). Malade de 51 ans, Tumeur

fibro-cystique de 6 liv. 4. Hystérectomie supra-vaginale avec ablation des ovaires. Même traitement. Guérison.

Obs. 76. — Gr. Bantock (id.). Malade de 38 ans. Fibromes multiples de 2 liv. 12. Hystérectomie supra-vaginale. Même traitement. Guérison.

Obs. 77. — Gr. Bantock (id.). Malade de 47 ans. Fibromes multiples de 3 livres. Hystérectomie supra-vaginale avec ablation des ovaires. Même traitement. Mort. Violente entérite localisée.

Obs. 78. — Gr. Bantock (id.). Malade de 48 ans. Fibrome dur de 8 liv. 2. Hystérectomie supra-vaginale avec ablation des ovaires. Même traitement. Guérison.

Obs. 79. — Gr. Bantock (id.). Femme de 30 ans. Fibrome dur de 13 liv. 7. Anémique, albuminurique. Hystérectomie supra-vaginale. Même traitement. Guérison.

Obs. 80. — Gr. Bantock (id.). Femme de 46 ans. Fibrome intra-pariétal de 3 livres. Hystérectomie supra-vaginale. Même traitement. Guérison.

Obs. 81. — Gr. Bantock (id.). Malade de 27 ans. Tumeur fibro-cystique de 2 liv. 10. Hystérectomie supra-vaginale. Ligatures sur le pédicule. Réduction. Mort de septicémie.

Obs. 82. — Gr. Bantock (id.). Malade de 32 ans. Fibromes de 3 liv. 8. Amputation d'une partie de l'utérus. Ligatures et serre-nœud sur l'utérus. Hémorrhagie du ligament large. Tube à drainage. Mort.

Obs. 83. — Gr. Bantock (id.). Femme de 40 ans. Tumeur fibro-cystique de 17 livres. Amputation du fond de l'utérus. Ligatures. Réduction. Adhérences intestinales solides. Obstruction. Mort.

Obs. 84. — Gr. Bantock (id.). Malade de 30 ans. Fibrome dur de 7 livres. Amputation. Ligatures. Réduction. On enlève un ovaire. Hémorrhagie du pédicule. Mort.

Obs. 85. — Gr. Bantock (id.). Malade de 46 ans. Deux tumeurs fibro-cystiques de 4 livres. Une tumeur fut enlevée, ligatures ; l'autre drainée. Guérison.

Obs. 86. — Gr. Bantock (id.). Malade de 48 ans. Fibrome de 56 livres. Hystérectomie supra-vaginale. Serre-nœud sur le col. Extra-péritonéal. Urémie aiguë. Mort en quarante-huit heures. A l'autopsie : reins contractés.

Obs. 87. — Gerrish. (Boston med. and Surg. Journ., septembre 1882, p. 289.) Femme de 44 ans. Fibrome. Col lié en deux parties. Ligatures au catgut. Réduction probable. Guérison.

Obs. 88. — Gerrish (id.). Femme de 29 ans. Fibrome plus gros qu'une tête d'enfant. Col lié en deux parties avec un double fil de soie. Ablation des annexes de l'utérus. Réduction. Le dixième jour, écoulement sanguin par le vagin, coïncidant avec l'époque des règles ; pendant trois semaines, phénomènes septicémiques. Sortie des ligatures par le vagin. Guérison.

Obs. 89. — M. Léopold. (Berlin. Klin. Wochens., 9 octobre 1882.) Myôme utérin. Ligature élastique sur le col, on suture le pédicule, on enlève le caoutchouc. Réduction du pédicule. Guérison.

Obs. 90. — Golding-Bird. (Brit. med. Journ., novembre 1882, p. 1001). Femme de 37 ans. Fibrome. Ligatures de soie phéniquée sur les artères. Péritoine divisé de la vessie au rectum, réuni ensuite par une suture continue. Utérus et ovaires enlevés avec la tumeur. Col utérin lié en quatre parties. Réduction ? Mort le quatrième jour de pelvi-péritonite.

Obs. 91. — Braun. (Wien. med. Wochens., 1882, n° 15.) Bohémienne de 38 ans. Fibromes multiples. Excision de plusieurs fibromes. Traitement? Guérison.

Obs. 92. — Sulzenbacker. (Wien. med. Presse, 1882, t. I, n° 42.) Fibro-myôme volumineux. Amputation de l'utérus. Réduction du pédicule. Elimination de la ligature et du moignon gangrené, six semaines après, par le vagin. Guérison.

Obs. 93. — Moricke. (Zeit. f. Geb. und Gynäk. Bd VII. Heft. 2.) Femme de 35 ans. Fibro-myôme interstitiel, fibrome sous-séreux du col s'étendant dans le tissu connectif du bassin. Ouverture de la paroi antérieure de l'utérus, extirpation de la tumeur. Tube à drainage introduit dans la cavité utérine, poussé dans le vagin. Plaie utérine réunie par des sutures. (Traitement mixte avec drainage.) Mort cent onze jours après par suite d'une double paramétrite purulente.

Obs. 94. — Agostino Paci. (Sperimentale, mars 1883, p. 268.) Francesca Vatteroni, 52 ans. Kystes de l'ovaire, adhérences intimes avec l'utérus. Ablation de toute la masse, pesant 32 kilog. Serre-nœud de Cintrat sur le pédicule, on ajoute deux ligatures de soie sur le col. Traitement extra-péritonéal. Tube à drainage dans l'angle inférieur. Pendant trente jours allait bien ; prise de mélancolie elle refusa toute boisson et mourut d'épuisement nerveux le trente-cinquième jour.

Obs. 95. — Skene Keith. (Brit. méd. Journ., janvier 1883, p. 10 et p. 55.) Mary C., 28 ans. Fibrome de 42 livres. Ligature de fil de fer sur le col. Ligatures sur les vaisseaux. Traitement extra-péritonéal. Tube à drainage en verre sur le moignon. Le ligament large droit fut enlevé, son pédicule lié fut amené au dehors. Guérison.

Obs. 96. — Skene Keith (id.). Femme de 39 ans. Fibrome de 21 livres. Ligaments larges sectionnés, liés. Pédicules maintenus au dehors. On trouva un kyste du rein droit, gros comme une tête d'enfant, descendant dans l'abdomen. Pendant six jours la malade alla mal, fièvre, urine contenant du sang et de l'albumine; le sang disparut le dixième jour, l'albumine le vingt-troisième. Guérison.

Obs. 97. — Skene Keith (id.). Femme de 29 ans. Fibrome de 15 livres. Fils de fer provisoires sur les ligaments larges sectionnés. Fil de fer sur le pédicule utérin; on plaça un clamp par-dessus. Les ligaments larges furent pris dans le clamp. Extra-péritonéal. Guérison. La tension était très forte et entraîna peu à peu le clamp dans le ventre, ne laissant plus qu'une petite partie visible au centre. Il en résulta une large cicatrice. Guérison.

Obs. 98. — Skene Keith (id.). Femme de 37 ans. Fibrome de 12 livres. Ligaments larges liés, sectionnés, assurés par de fortes pinces. Serre-nœud, appliqué très bas, au-dessous des insertions vaginales sectionnées. Traitement extra-péritonéal, tout l'utérus fut enlevé. Guérison.

Obs. 99. — Skene Keith (id.). Femme de 19 ans. Fibrome de 9 livres 1/2. Clamp sur le col et les deux ovaires. Guérison.

Obs. 100. — Skene Keith (id.). Femme de 46 ans. Tumeur fibro-cystique de 34 livres. Utérus coupé obliquement ; plusieurs vaisseaux liés un à un. Une grande partie du pédicule fut lié en sept ou huit parties, avec de la soie. Méthode mixte, avec tube à drainage. Guérie après quatre mois et des alternatives de fièvre et de mieux.

Obs. 101. — Skene Keith (id.). Fibrome de 35 livres. Environ soixante ligatures de soie furent laissées sur nombreuses adhérences sectionnées. Pédicule utérin, avec ceux des deux ovaires, fixés au dehors. Drain. Suppuration longue, écoulement de sang par le drain. Guérison.

Obs. 102. — Mazzuchelli. (Il Morgagni Giornale, 1883, p. 17.) Maddalena Invernizzi, 40 ans. Fibro-myôme utérin. Anse métallique du ligateur Cintrat, sur le col, dont le périmètre, 17 centimètres, fut réduit à 3 centimètres, en serrant la vis. Ligature de sûreté avec soie phéniquée. Extra-péritonéal. Perchlorure de fer. Guérison.

Obs. 103. — Crawford Renton. (Brit. med. Journ., mars 1883, p. 418.) Femme de 35 ans. Myôme de 6 livres 1/2. Ligatures de soie de Keith, serrant le pédicule transfixé. Cautérisation. Réduction. Le lendemain de l'opération : collapsus. On rouvrit le ventre, le pédicule saignait, on mit un serre-nœud de Kœberlé et on le fixa au dehors. Guérison.

Obs. 104. — Gaillard Thomas. (Amer. Journ., of Obst., 1883, p. 604.) Femme de 54 ans. Tumeur fibro-cystique. Double ligature de soie phéniquée sur le col, lié en deux parties. Ligatures sur les artères des ligaments larges. Ablation de l'utérus et des deux ovaires. Guérison.

Obs. 105. — Granville Bantock. (London Obst. Transact., 1883, p. 38.) — Fille de 39 ans. Fibrome de 7 livres 9. Hystérectomie supra-vaginale. Traitement du pédicule. Probablement extra-péritonéal. Guérison.

Obs. 106. — Gr. Bantock (id.). Femme de 45 ans. Fibrome de 2 livres. Ablation du fond de l'utérus et de l'ovaire gauche kystique. Extra-péritonéal avec broches. Dépression de la paroi abdominale, sous la pression des broches, clapier. Guérison.

Obs. 107. — Gr. Bantock (id.). Fille de 41 ans. Deux ans avant, on avait fait l'opération de Battey; la tumeur continua à augmenter. Tumeur fibro-kystique de 3 livres. Hystérectomie supra-vaginale, extra-péritonéal. Guérison.

Obs. 108. — Gr, Bantock (id.). Femme de 48 ans. Un an avant l'opération de Battey. Tumeur grosse comme une tête d'enfant de 2 livres 3, adhérente à l'ancienne cicatrice. Hystérectomie supra-vaginale, extra-péritonéal. Guérison.

Obs. 109. — Gr. Bantock (id.). Femme de 44 ans. Fibrome

de 4 livres 6. Hystérectomie supra-vaginale. Ablation de l'ovaire droit. Guérison.

Obs. 110. — Villeneuve (de Marseille). (Bull. Soc. de chir., avril 1883, p. 198.) Femme de 32 ans. Myôme de 8 kil. 600. Fil de fer passé autour du col hypertrophié, du ligament large gauche et de l'ovaire gauche, serré avec le ligateur de Cintrat. Deux broches en croix. Badigeonnage avec baume du Commandeur. Le pédicule tomba le neuvième jour, la cavité du vagin était ouverte et communiquait avec l'infundibulum laissé par le pédicule. Drain et injections phéniquées. Le dixième jour hémorrhagie, coïncidant avec l'époque des règles. Guérison.

Obs. 111. — Villeneuve (id.). Femme de 47 ans, probablement syphilitique. Diagnostic : Kyste de l'ovaire gauche. On trouva une tumeur cystique de l'utérus. Pédicule formé par la partie supérieure du corps utérin. On le tord. Broche de fer. Deux anses de fil de fer au-dessous de la broche. Extra-péritonéal. Perchlorure de fer. D'abord signes de péritonite septique. Drain au-dessus du moignon. Fistule stercorale jusqu'au douzième jour. Alors deux hémorrhagies; tamponnement avec perchlorure, désunion de la cicatrice, la cause de ces accidents était une éponge oubliée à la partie inférieure du sillon; on la retira. Elle avait été oubliée depuis les hémorrhagies. Guérison avec éventration.

Obs. 112. — Knowsley Thonrton. (Brit. med. Journ,, avril 1883, p. 773.) Fibro-myôme de 11 livres 1/2. Plusieurs années auparavant incision exploratrice. Il en résulte une hernie de la tumeur qui devint adhérente, s'ulcéra, saigna. On l'enleva avec tout l'appareil utérin. Traitement (?). Guérison.

Obs. 113. — Hégar (de Fribourg). (Bull. Soc. de chir., 1883, p. 409.) Trois cas rapportés par M. Pozzi. I. Hystérectomie avec ligature élastique abandonnée. Mort.

Obs. 114. — Hégar (id.). II. Hystérectomie avec ligature élastique abandonnée. Suppuration du petit bassin, provoquée par l'élimination de la ligature. Guérison.

Obs. 115. — Hégar (id.). III. Hystérectomie avec ligature élastique abandonnée. Le chirurgien dut aller chercher au fond du vagin la ligature élastique en train de s'éliminer. Guérison.

Obs. 116. — Terrillon. (Bull. Soc. de chir., 1883, p. 402.) Femme de 44 ans. Tumeur fibro-cystique. Ligateur provisoire, sous une broche, pour faire la section du fond de l'utérus. Section de la plaie en forme de coin. Suture de la plaie de la muqueuse utérine ouverte. Sutures réunissant les bords supérieurs. Suture du péritoine. Réduction. Guérison.

Obs. 117. — Polaillon. (Bull. Soc. de chir., 1883, p. 408.) Hystérectomie. Pédicule maintenu au dehors. Sous l'influence d'un effort, le ligament large gauche se déchira, l'hémorrhagie força à rouvrir la plaie, lier les vaisseaux. Mort à la suite de cette complication.

Obs. 118. — Carter. (Brit. med. Journ., 1883, mai, p. 1006.) Femme de 41 ans, tumeur fibro-cystique de 3 liv. 8/4. Pédicule d'un pouce et demi de diamètre, transfixé et lié avec de la soie. Traitement? Guérison.

Obs. 119. — John Homans, de Boston. (Lancet, novembre 1883, p. 767.) Fille de 18 ans. Utérus bicorne, la partie gauche ne s'ouvrant pas dans le vagin, distendue par du sang menstruel. Grand clamp de Sp. Wells sur le col, drain. Douleurs pendant deux jours. Trente-six heures après, le clamp avait lâché par rétraction du pédicule, ligature phéniquée au-dessous du clamp. Guérison.

Obs. 120. — Queirel, de Marseille. (Bull. Soc. de chir., 1883, p. 850.) Hystérectomie. Constriction d'une portion étroite au-dessous de la tumeur, pédicule maintenu au dehors. La malade avait perdu beaucoup de sang. Mort peu après l'opération.

Obs. 121. — Queirel (id.). Hystérectomie avec traitement extra-péritonéal. Au bout de vingt-quatre heures, accidents de dépression. Mort moins de vingt-quatre heures après l'opération ; il y avait eu des tractions violentes faites sur le pédicule.

Obs. 122. — Queirel (id.). Hystérectomie. Traitement extra-péritonéal. Guérison.

Obs. 123. — Queirel (id.). Hystérectomie. Traitement extra-péritonéal. Guérison.

Obs. 124. — Queirel (id.). Hystérectomie. Traitement extra-péritonéal. Guérison.

Obs. 125. — Fort, de Rio-de-Janeiro. (Bull. Soc. de chir., 1883, p. 853.) Fibrome. Méthode intra-péritonéale. Mort.

Obs. 126. — Fort (id.). Fibrome. Hystérectomie. Méthode intra-péritonéale. Mort.

Obs. 127. — Fort (id.). Fibrome. Broche, serre-nœud, traitement extra-péritonéal. La traction du pédicule entraîna les instruments dans l'abdomen, vingt jours plus tard la suppuration et le sphacèle permirent de les avoir. Guérison.

Obs. 128. — Karströme. (Centralblatt f. Gynäk., n° 20, p. 319.) Femme de 44 ans. Fibro-myôme. Ligature élastique sur le col maintenu à l'extérieur (procédé de Hégar). Guérison ralentie par une phlegmatia alba dolens, la malade avait une affection du foie.

Obs. 129. — Terrier. (Bull. Soc. de chir., 1883, p. 868). Femme de 39 ans. Tumeur solide du volume d'une tête d'adulte adhérente aux ligaments larges. On pédiculise avec deux anses de fil de fer serrées avec les ligatures, les anses sectionnent la tumeur. Pinces hémostatiques sur les vaisseaux utérins ouverts. Fermeture d'une déchirure de l'utérus par des sutures au catgut. Bords de la cavité, formée par le péritoine et une couche mince de tissu utérin, suturés à la partie inférieure des lèvres de la paroi abdominale, avec fils d'argent. Deux drains de caoutchouc sont placés dans cette cavité. La cavité péritonéale était complètement fermée. Longue suppuration de la poche par les deux drains. Guérison après deux mois. Fistule.

Obs. 130. — Lucas-Championnière. (Bull. Soc. de chir., janvier 1884, p. 849.) Mulâtresse de 54 ans, nerveuse. Corps fibreux de 2 kilogrammes. Col sectionné, suturé par deux plans de sutures (Schröder), réduction. Evacuations alvines de matières bilieuses en grande quantité du 3° au 4° jour. Mort le 4ᵉ jour, attribuée à l'état général apporté des colonies.

Obs. 131. — Georges Poinsot, de Bordeaux. (Rev. de chir., janvier 1884, p. 39.) Femme de 55 ans. Fibro-sarcome kystique. Deux broches en croix à travers la partie supérieure du col. Serre-nœud de Cintrat au-dessous. Section avec thermocautère. La malade se réveilla, mais pouls imperceptible, collapsus. Mort dans l'après-midi du shock opératoire, causée par son extrême faiblesse antérieure.

Obs. 132. — G. Poinsot (ip·), Femme de 55 ans. Fibrome,

pédicule de la surface d'une pièce de 2 francs. Système de vaisseaux, disposés en agrès de ballon, rattachant la tumeur au corps de l'utérus, certains gros comme le petit doigt. Section isolée de chacun de ces vaisseaux entre deux ligatures au catgut. Broche, fil métallique serré avec le ligateur de Cintrat sur le pédicule, qu'on amena facilement au dehors. Section avec thermocautère. Perchlorure de fer. Le septième jour, la broche coupant les tissus, le ligateur s'enfonce dans l'abdomen. Guérison.

Obs. 133. — G. Poinsot, rapportée (id.). Corps fibreux. Hystérectomie. Pédicule lié en deux parties réduit dans l'abdomen. Cinq heures après, à la suite d'un effort pour se relever, mort brusque. Une ligature avait glissé, d'où hémorrhagie foudroyante par un vaisseau du pédicule.

Obs. 134. — Knowsley-Thornton. (Brit. med. Journ., février 1884, p. 270.) Femme de 56 ans. Fibromes multiples, ovaire kystique. Ablation de l'utérus. Application du serre-nœud. Extra-péritonéal. Guérison.

Obs. 135. — J. Walker. (Brit. med. Journ., février 1884, p. 263.) Femme de 35 ans. Fibro-myôme mou. Trois ligatures de soie sur le col et les ligaments larges. Tube à drainage en verre de Keith, méthode mixte. Guérison. Le cinquième jour délire par intoxication alcoolique due à de fortes doses de brandy données par le rectum.

Obs. 136. — Gross, de Nancy. (Soc. de méd. de Nancy. Séance du 27 févr. 1884.) Fibro-myôme de plus de 5 kilogrammes. Pédicule très court, profondément situé, méthode mixte, avec drainage. Guérison.

Obs. 137. — Bidder (de Saint-Pétersbourg). (Central. f. Gynäk, 1884, p. 325.) Femme de 41 ans. Fibro-myôme. Opération, méthode de Schröder. Guérison.

Obs. 138. — Thomas Savage. (Brit. med. Journ., mars 1884, p. 453.) Hystérectomie supra-vaginale. Pédicule lié, maintenu à l'extérieur sans broche. A la suite d'un effort, le pédicule, glissant de l'anse, s'enfonça dans le ventre, malgré cela, guérison.

Obs. 139. — Th. Savage (id.). Femme de 59 ans. Fibro-myôme de 11 livres. Hystérectomie supra-vaginale. Traitement extra-péritonéal. Allait bien, quarante-huit heures après l'opération. Mort avec symptômes d'apoplexie : on trouva une forte hémorrhagie cérébrale. C'était une femme aux capillaires de la face dilatés.

Obs. 140. — Th. Savage (id.). Hystérectomie supra-vaginale. Traitement extra-péritonéal. Guérison.

Obs. 141. — Th. Savage (id.). Hystérectomie supra-vaginale. Traitement extra-péritonéal. Guérison.

Obs. 142. — Th. Savage (id.). Hystérectomie supra-vaginale. Traitement extra-péritonéal. Guérison.

Obs. 143. — Th. Savage (id.). Hystérectomie supra-vaginale. Traitement extra-péritonéal. Guérison.

Obs. 144. — Pozzi. (Soc. de Chir., séance du 9 avril 1884). Femme de 43 ans. Fibrome du volume d'une tête d'adulte, compliqué d'hydronéphrose suppurée du côté droit. Ponction aspiratrice du kyste rénal. Le lendemain, hystérectomie supra-vaginale. Ligature double de soie phéniquée sur le ligament large gauche, section. Application de liens élastiques maintenus avec le ligateur Pozzi : 1º un sur la base du ligament large droit et le col utérin; 2º un autre sur le lambeau de capsule utérine adhérent à la poche de l'hydronéphrose, broches à travers ces pédicules et à travers les parois abdominales (à cause de la grande profondeur des moignons) passées en arrière des liens élastiques. Parois abdominales refermées par des sutures profondes st superficielles, en couronne autour du double pédicule, affrontant bien les surfaces péritonéales. Ligature de sûreté, en forte soie, sur le pédicule principal. Guérison. Les pédicules, tendant à s'enfoncer, roudèrent les broches.

Obs. 145. — Keeling. (Brit. med. Journ., avril 1884, p. 722.) Volumineuse tumeur utérine. Ligatures de catgut sur les ligaments larges liés en deux parties. Serre-nœud de Kœberlé sur le pédicule maintenu à l'extérieur. Vingt-sept heures après, forte hémorrhagie arrêtée en resserrant l'anse métallique. Guérison.

Obs. 146. — Ed. Schwartz. (Revue de Chir., 1884, nº 4, p. 287.) Femme de 54 ans. Diagnostic : kyste de l'ovaire à grandes loges. On trouve une tumeur fibro-cystique insérée sur le fond de l'utérus par un pédicule gros comme le poignet. Deux broches en croix, anse de fil de fer serrée avec le ligateur Cintrat; pédicule maintenu au dehors sans tiraillements. Guérison.

Obs. 147. — Kaltenbach. (Zeitschr. f. Geb. und Gynäk. 1884.) Femme de 40 ans. Fibrome de 10 kilog. Hystérectomie supra-vaginale. Méthode extra-péritonéale; procédé de Péan. Ablation des deux ovaires. Mort huit jours après de péritonite.

Obs. 148. — Kaltenbach (id.). Femme de 48 ans. Myôme. Myomectomie. Méthode intra-péritonéale avec double ligature de soie. Guérison. Morte deux mois après d'un cancer à l'estomac.

Obs. 149.—Kaltenbach (id.). Femme de 42 ans. Myôme de 1600 grammes. Amputation supra-vaginale. Méthode extra-péritonéale; procédé de Péan. Guérison, obésité, et plus tard hernie ventrale.

Obs. 150. — Kaltenbach (id,). Femme de 32 ans. Myôme de 1100 grammes. Amputation supra-vaginale. Méthode extra-péritonéale. Ablation des ovaires. Guérison.

Obs. 151. — Kaltenbach (id). Femme de 80 ans. Myôme de 1,800 grammes. Amputation supra-vaginale, avec ablation des ovaires. Traitement de Hégar, extra-péritonéal. Cautérisation avec chlorure de zinc. Guérison, fistule.

Obs. 152. — Kaltenbach (id.). Femme de 40 ans. Myôme de 2,250 grammes. Amputation supra-vaginale. Ablation des ovaires. Méthode de Hégar. Guérison. Hernie ventrale.

Obs. 153. — Kaltenbach (id.). Femme de 38 ans. Myôme de 1,000 grammes. Amputation supra-vaginale. Ablation des ovaires. Méthode de Hégar. Pédicules ovariens réduits. Guérison. Obésité, hernie ventrale.

Obs. 154. — Kaltenbach (id.). Femme de 36 ans. Myôme de 6 kilogrammes. Amputation supra-vaginale, ablation des ovaires. Méthode de Hégar. Pédicules des ovaires réduits. Guérison.

Obs. 155. — Kaltenbach (id.). Fille de 34 ans. Myôme. Kystes des ovaires. Myomectomie. Ovaires enlevés séparément. Traitement? Guérison. S'est mariée depuis.

Obs. 156. — Pozzi. (Bull. Soc. de chir., 1884, mars, p. 230.) Femme de 45 ans. Fibro-myôme gros comme une grosse orange. Kyste de l'ovaire. Ovariotomie et myomectomie. Pédicule court, de la surface d'une pièce de 2 francs. Ligature sur le pédicule. Réduction. Double ligature sur le pédicule arisvque, réduction. Le 21e jour, à la partie inférieure

de l'abdomen : abcès, écoulement de pus, probablement ex-
pulsion des ligatures par cette suppuration. Orifice fistuleux
persistant quelque temps. Peu après, évacuation d'un abcès vermineux au même endroit. Guérison définitive.

TABLE DES MATIÈRES

Paris. — A. Parent, imp. de la Fac. de médec., A. Davy, successeur,
52, rue Madame et rue M.-le-Prince, 14.